物忘れや認知症を寄せつけない脳になりましょう!

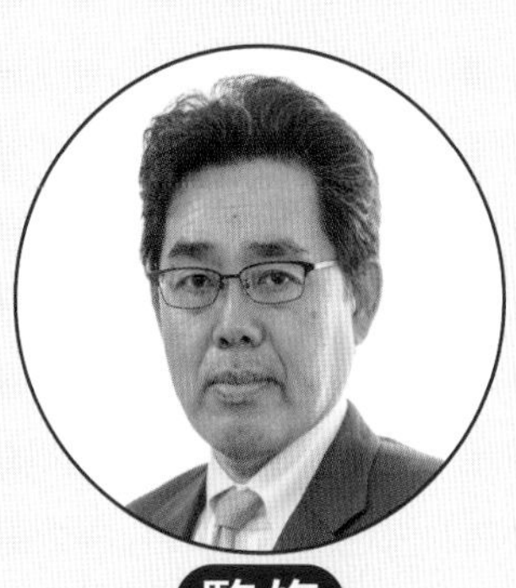

監修
東北大学教授
川島隆太（かわしまりゅうた）

川島隆太先生 プロフィール

1959年、千葉県生まれ。1985年、東北大学医学部卒業。同大学院医学研究科修了。医学博士。スウェーデン王国カロリンスカ研究所客員研究員、東北大学助手、同専任講師を経て、現在は東北大学教授として高次脳機能の解明研究を行う。脳のどの部分にどのような機能があるのかという「ブレイン・イメージング」研究の日本における第一人者。

今、最もなりたくない病気は、
がんよりも認知症だと答える人が
少なくありません。

認知症は、脳の細胞が死んだり
働きが悪くなったりすることで起こり、
加齢とともにリスクが高まります。

脳は使わなければ衰えるばかりです。
逆に、脳を積極的に使えば、
年齢に関係なく、衰えた機能を
取り戻すことができます。

本書の漢字パズルは
脳の血流を増やし、
脳の働きを活性化させることが
科学的な試験で確かめられています。
毎日の漢字パズルの実践で、
物忘れや認知症を寄せつけない
脳をめざしていきましょう。

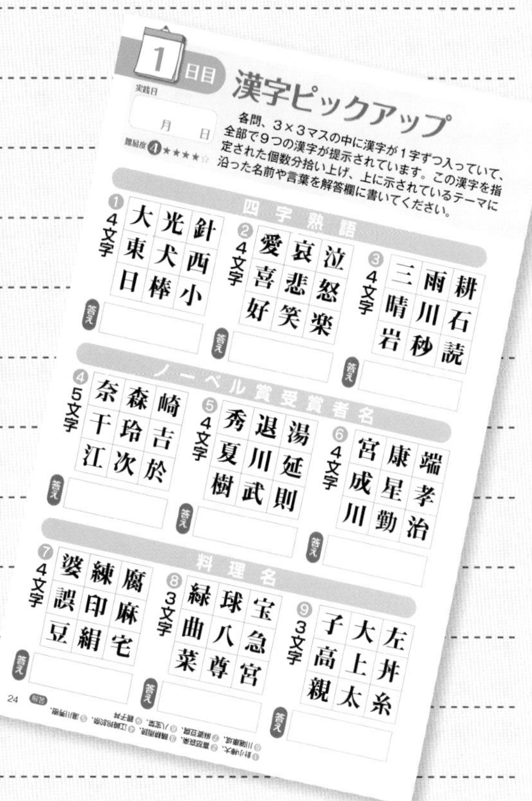

1日目 漢字ピックアップ

実践日 月 日

難易度 ★★★★

各問、3×3マスの中に漢字が1字ずつ入っていて、全部で9つの漢字が提示されています。この漢字を指定された個数分拾い上げ、上に示されているテーマに沿った名前や言葉を解答欄に書いてください。

四字熟語

① 4文字

大	光	針
東	犬	西
日	棒	小

② 4文字

愛	哀	泣
喜	悲	怒
好	笑	楽

③ 4文字

三	雨	耕
晴	川	石
岩	秒	読

ノーベル賞受賞者名

④ 5文字

奈	森	崎
千	玲	吉
江	次	於

⑤ 4文字

秀	退	湯
夏	川	延
樹	武	則

⑥ 4文字

宮	康	端
成	星	孝
川	勤	治

料理名

⑦ 4文字

婆	練	腐
謂	印	麻
豆	緝	宅

⑧ 3文字

緑	球	宝
曲	八	急
菜	尊	宮

⑨ 3文字

子	大	左
高	上	井
親	太	糸

答え

毎日脳活スペシャル
漢字脳活
ひらめきパズル⑫

女優
宮崎美子(みやざきよしこ)さん

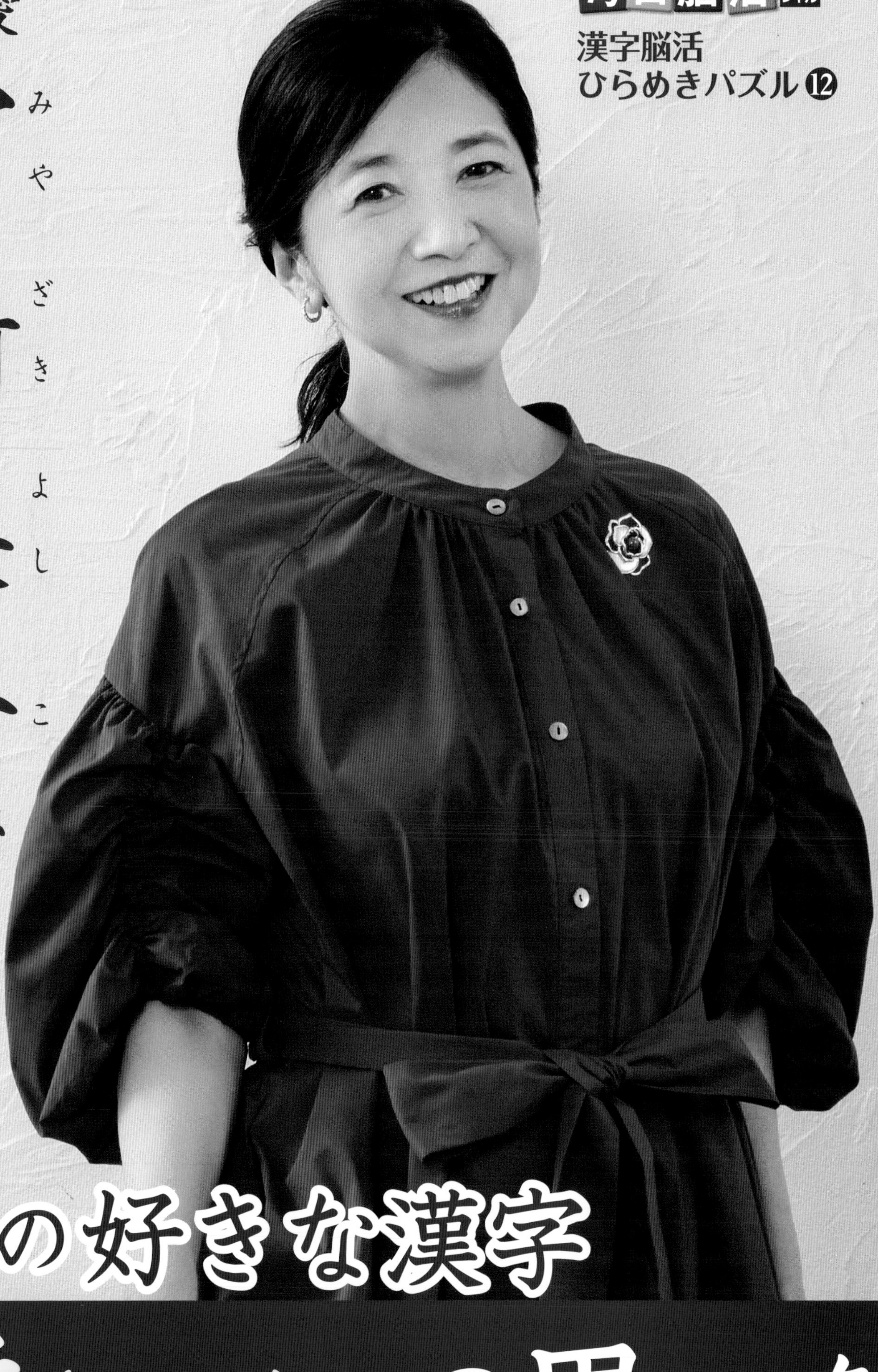

私の好きな漢字

羊(ひつじ)への思いを

難読漢字日めくりカレンダーで
とうとう読めない漢字に遭遇！

以前のインタビューでもお話しさせていただいたのですが、私の家には「難読漢字の日めくりカレンダー」があります（❾巻参照）。毎日１つずつ、難読漢字を勉強できるという、漢字が好きな人にはたまらない（？）カレンダーです。とある方からいただいたものですが、毎日欠かさずめくって、難読漢字を勉強しています。これが意外に楽しいんですよ。

まあ私の場合は、漢字検定１級合格のための勉強をしてきたこともあり、全くわからない漢字が出てきたことは今までなかったんですね。１ヵ月に１回くらい「あ、この漢字、間違って覚えてたな」ということはありましたけど。

ところが、です。

つい先日、とうとう読めない漢字が出てきたんですね。それがこの漢字です。

蕺草

みなさんは読めましたか？

これは「どくだみ」と読みます。そう、植物のドクダミです。いろいろな場所に自生しているので雑草のような扱いを受けていますが、ドクダミ茶として用いられたり、生薬や民間薬として利用されたりする植物です。私たちに身近な植物ではあるんですけど、この「蕺草」という漢字を見たのは初めてだったんです。

問題の解答は、翌日の日付をめくるとわかるようになっています。解答を見てまたビックリ。「ドクダミ」の「ドク」って、「毒」じゃなかったんだ！こんな字を書くんだ！っ

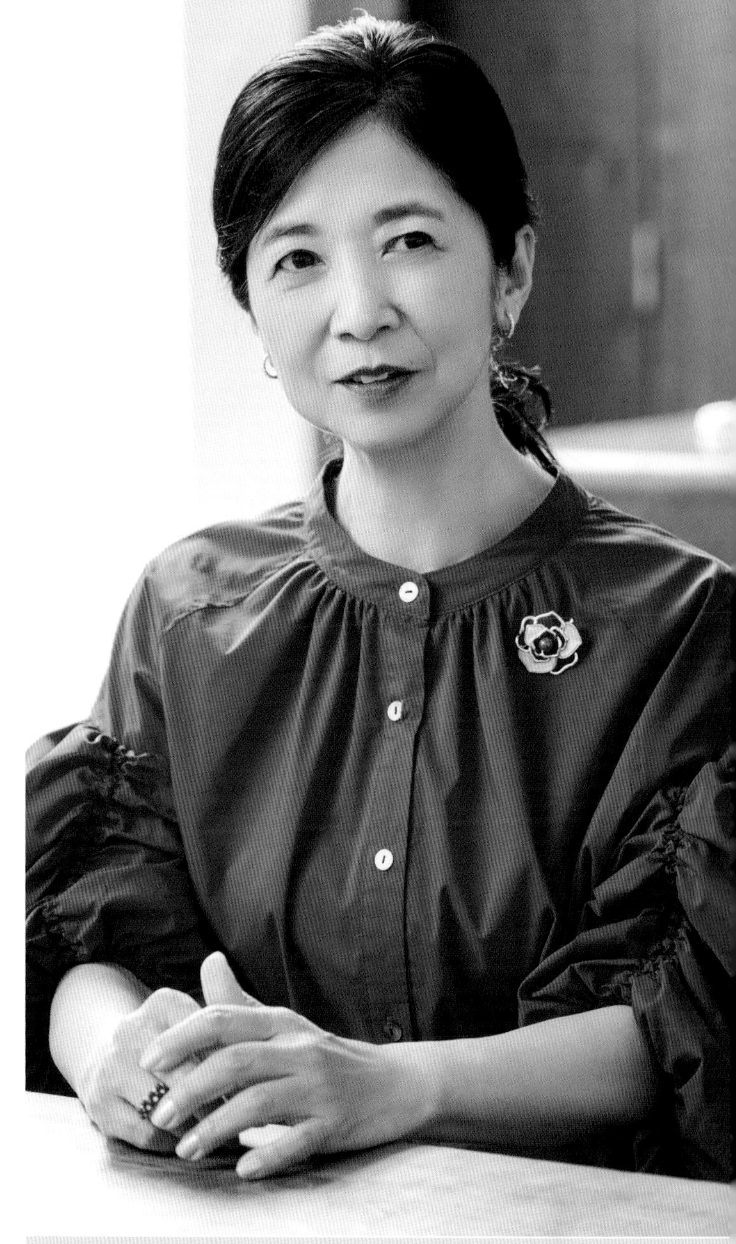

宮崎美子（みやざきよしこ）さん　*Profile*

1958年、熊本県生まれ。
1980年に篠山紀信氏の撮影で『週刊朝日』の表紙に掲載。同年10月にはTBSテレビ小説『元気です！』主演で本格的デビュー。
2009年には漢字検定１級を受けて見事に合格。現在では映画やドラマ、バラエティ番組と幅広く活躍している。2020年にデビュー40周年を迎えた。

存分に話します！

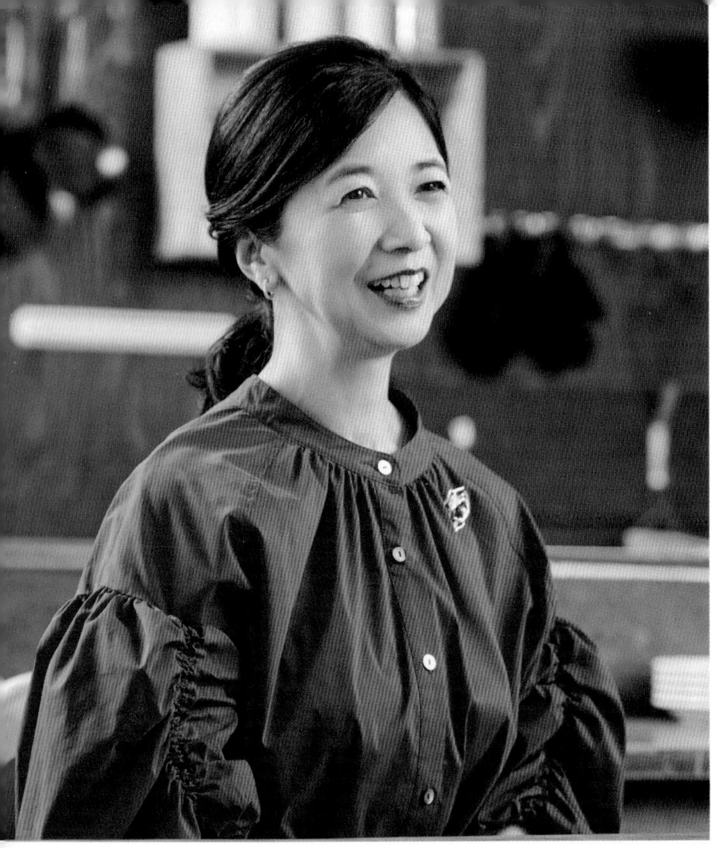

て思って。ちょっと悔しかったなー。

漢字検定１級の受検対策としてどうしても頭に入らなかった漢字の単語帳を作ったんです。そうしたら、ほとんどが植物の名前になってしまったことがありました。植物の名前の漢字って難しい！って、改めて思い知りました。でも「蕺草」はもうバッチリ覚えたので、次は大丈夫です！

ヒツジの下に火をつけると子ヒツジになります

みなさんは「好きな漢字」ってありますか？私は好きな漢字がたくさんあって、どれを挙げようか迷うくらいです。

そんな私の好きな漢字の中に、「羊」にまつわる漢字があります。ヒツジってかわいいですよね。つい先日も、テレビ番組の撮影でヒツジの毛刈りを体験しました。丸刈りした羊毛を床に敷き詰めて作った、出来たての羊毛布団の上にゴロリと寝てみました。フワフワで気持ちいい！毛刈りの終わった直後のヒツジはとてもやせていて、それがまたかわいいんですよ。

ヒツジに関係する漢字が好きな理由は、動物のヒツジが好きという理由のほかに、私の名前も関係しています。

私の名前「美子」の「美」は、

美 ＝ 羊 ＋ 大

「羊が大きい」と書くのですね。つまり、「美」とは「神に供える羊が肥えて大きいことから、うまい、うつくしい」ということを意味するのだそうです。この漢字が成立した古代の中国では、「美」の代表格が「大きな羊」だったのかもしれませんね。

「美」のほかにも、「善」や「祥」といった、よいことやおめでたいことを表す漢字にも、羊は使われています。幸運を呼ぶ動物として、太古の昔から大切にされてきたのでしょうね。

そういった、私の好きな羊にまつわる漢字の中に、こんな字があります。みなさん、読めますか？

羔

この漢字は「こひつじ」と読みます。つまり子ヒツジですね。「羊」の下に４つの点を加えた漢字です。この４つの点は「レッカ」という名前の部首で、「火」を表しています。

ヒツジの下に火をつけることで、鍋の中に１頭丸ごと子ヒツジを入れてグツグツ煮ている姿を表しているのだそうです。鍋で丸ごと煮ることができる大きさのヒツジって、生後数ヵ月かな…ちょっと残酷な気もしますね。

明るいイメージの漢字かと思っていたら、実は知られざるダークサイドを持っているという…。でも、そこも漢字の奥深さですよね。

「大きい羊」で小ヒツジ？いえいえ実は違うんです

さて、「羊」にまつわる漢字を調べていたところ、こんな漢字に出合いました。

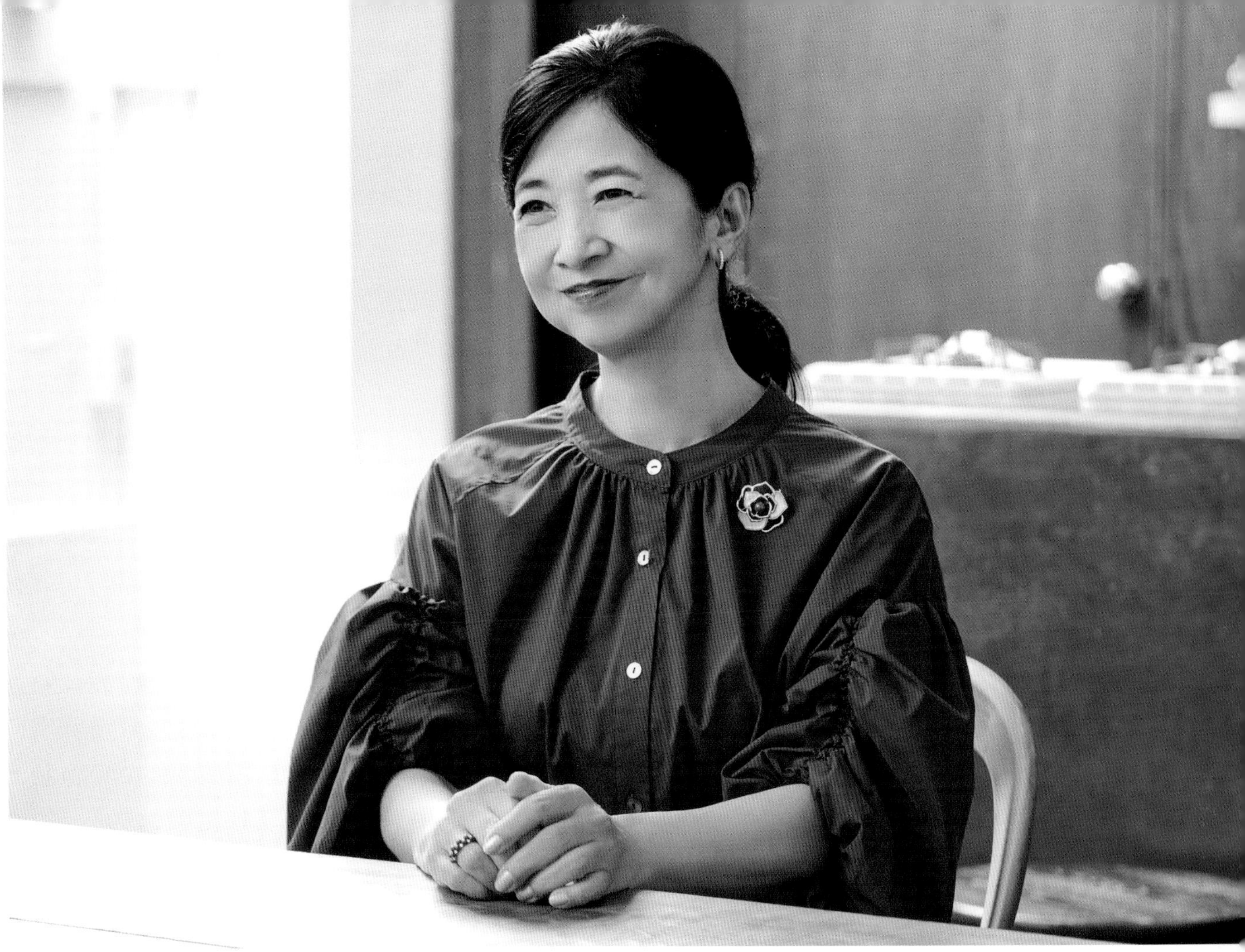

羍

「大きい羊」と書きます。「美」と上下が逆ですね。読み方は音読みで「タツ」。

実は、この漢字にはもう一つ訓読みがあって、「こひつじ」と読みます。つまり「羔」と同じ「子ヒツジ」。えーっ！何で？なぜ、大きなヒツジが子ヒツジなのかって思いませんか？

この漢字のことがどうしても気になったので、まずはスマホやパソコンを使ってネットで調べてみました。でも、どうしても由来まではたどり着けなかったんですよ。難解漢字クイズとして「羍」を出題しているウェブサイトはあったんですけど、不思議ですよねーで終わっていました。うーん残念。

そこで、頼りになるのは漢字辞書！我が家の本棚にある辞書で調べた結果、ついに見つけました！やはり漢字辞書は頼りになりますねー。

私が使用した辞書によれば、この文字は象形文字（物の形をかたどって描かれた文字）で、「羍」とは「母ヒツジから子羊が生まれ落ちる形」を表しているのだそうです。つまり、この漢字における「大」は、母親ヒツジ

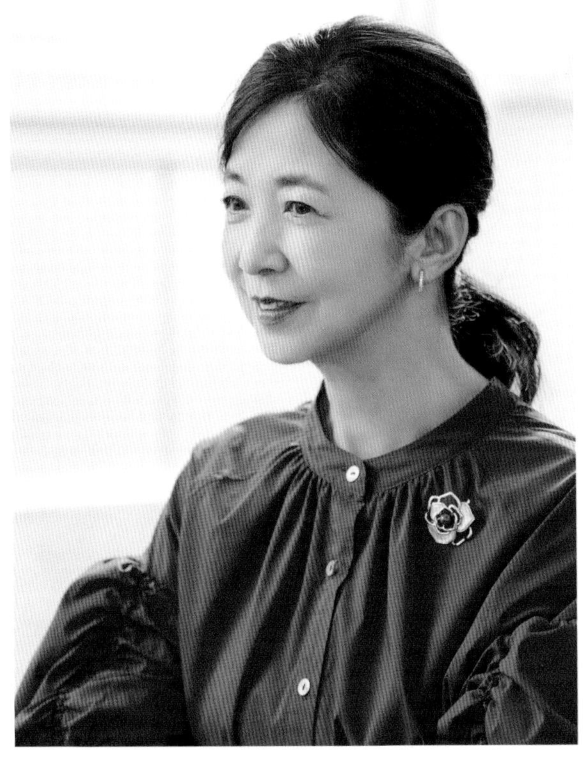

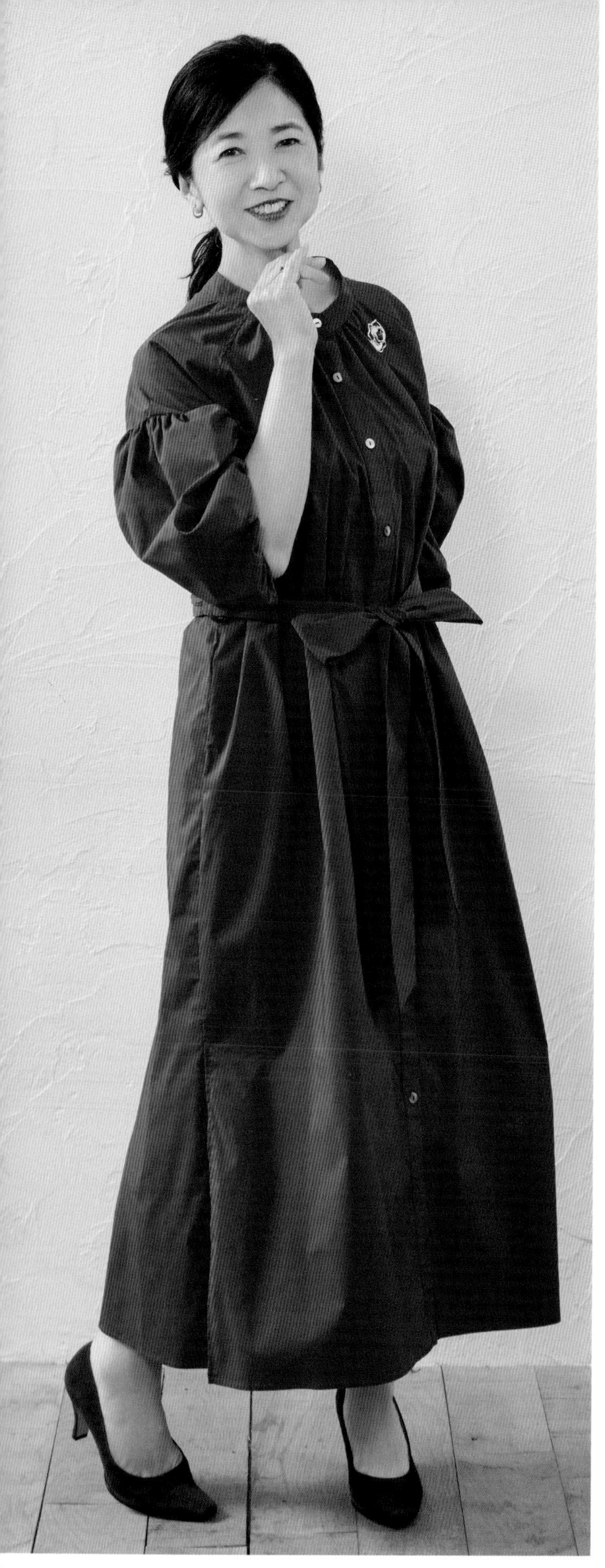

撮影◎石原麻里絵(fort)
ヘアメイク◎岩出奈緒
スタイリスト◎坂能翠(エムドルフィン)
衣装協力◎赤ワンピース/ベルマリエ玉川店
☎03-3707-4855
珊瑚ブローチ、珊瑚リング/ともにアジュテ ア ケイ
☎088-831-0005www.kyoya-coral.com
ダイヤイヤリング/ Kinoshita pearl
☎078-230-2870

を後ろから見た姿ということなんですね。確かに、いわれてみれば納得です。

生後間もない子ヒツジということは、「羔」よりも若いのかなーとか、この子ヒツジは生まれてすぐに立ち上がったんだろうなーとか、たった1文字の漢字から、いろいろと想像が膨らんでいきました。やっぱり漢字って楽しい!

この「羍」も、私のお気に入り漢字の仲間入りです。

ヒツジを聖なるものととらえるモンゴル遊牧民の生活

ヒツジといえば、忘れられない思い出があります。

以前に出演していたテレビ番組のレポーターとして、モンゴルを訪れたときのことです。モンゴルでは、遊牧民が使っている「ゲル」という移動式の家を草原に建て、夏と冬の約1週間ずつ、そこで過ごしました。

モンゴルの遊牧民は、家族だけで暮らしているわけではありません。ウシ、ウマ、ヒツジ、イヌといった家畜とともに移動生活を営んでいます。

そんな家畜の中でも、絶対に欠かせないのがヒツジです。

遊牧民の彼らは、遠来の客人にヒツジの肉をふるまう伝統を持っています。モンゴルに滞在中の私たちも、ある日、ヒツジを丸ごと1頭、その場で解体して、ご馳走をしていただきました。

ヒツジは捨てるところがありません。1頭丸ごと全て、余すところなく使います。肉や内臓、血液はおもてなしの料理に。皮はゲルを覆うフェルトや冬の衣服に。骨やひづめはイヌがかじりつきます。

モンゴルの遊牧民にとって、ヒツジは単なるペットではなく、大切な財産であり、食料です。そんなヒツジを、彼らは自分たちの生活を支えてくれる聖なるものと考え、大切にしているのです。

私たちは生き物の大切な命をいただいて生きている。だからすべてをムダにしないでおいしくいただくことで、感謝を示す。私は、そんな遊牧民の生活に、生きていくことの原点を見た気がしました。

今の日本でヒツジは、羊毛以外はあまり身近な存在とはいえないかもしれません。でも、中国やモンゴルなど、ヒツジに敬意を払ってきた思いが漢字となり、それが日本に伝わって現在でも使われているのです。

そうした歴史の一端を、短い期間でしたがモンゴルでの生活で実感できたことは、何事にも代えられない貴重な体験だったと思います。

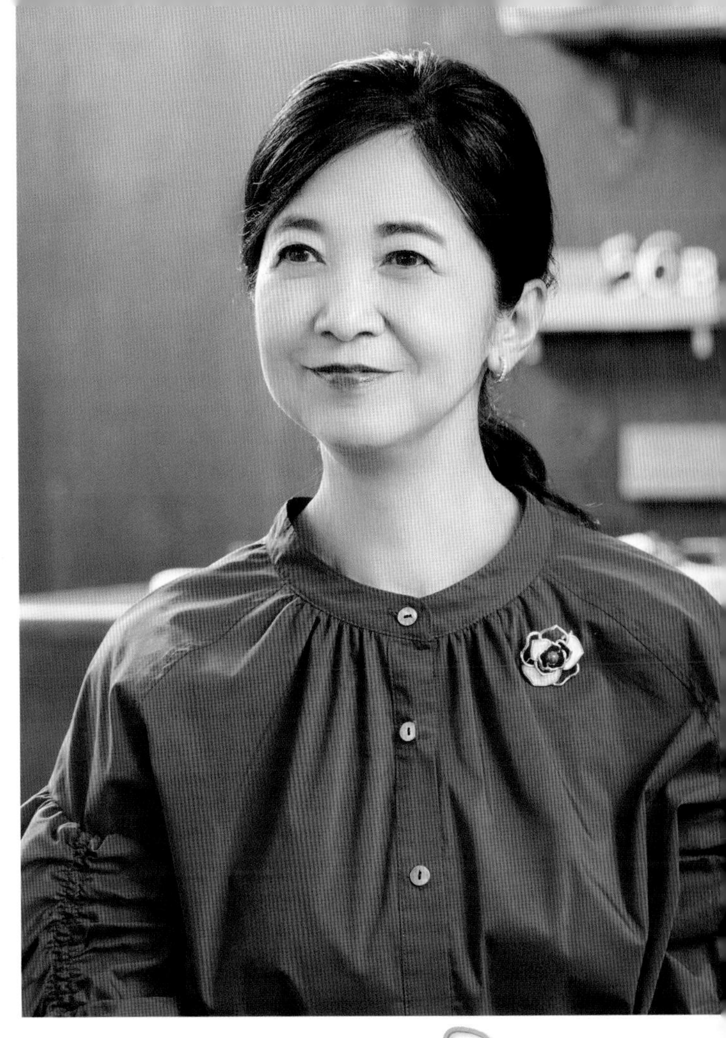

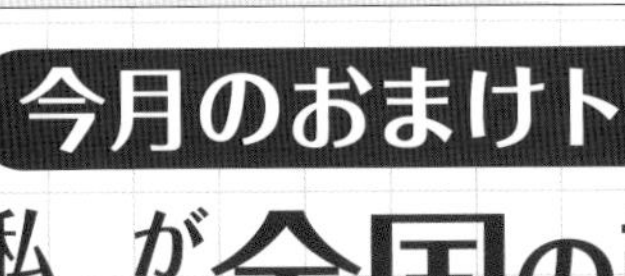

今月のおまけトリビア

私が旅した全国の難読地名クイズ

今月の「全国の難読地名クイズ」は、前号に引き続き、沖縄の地域名からの出題。

天然記念物ヤンバルクイナを探している私たちが訪れたのは「安田地区」。さて何と読むでしょう？もちろん「やすだちく」ではありませんよ！

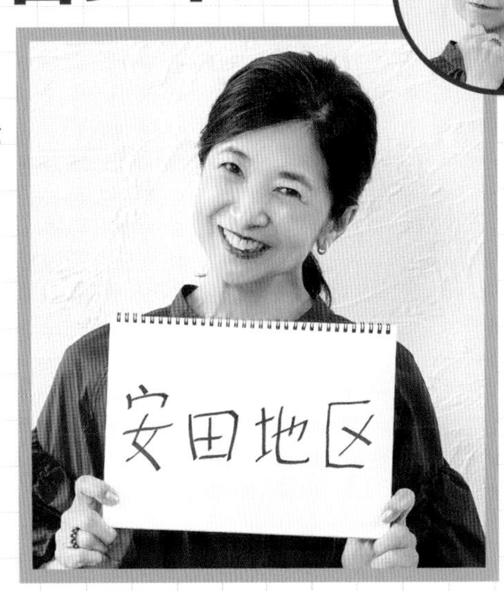

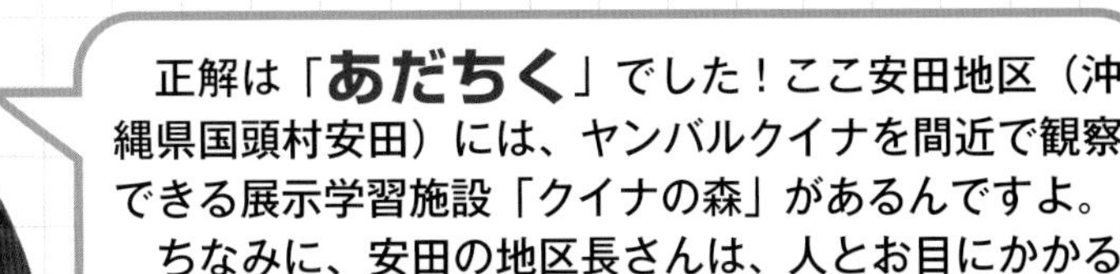

正解は「**あだちく**」でした！ここ安田地区（沖縄県国頭村安田）には、ヤンバルクイナを間近で観察できる展示学習施設「クイナの森」があるんですよ。

ちなみに、安田の地区長さんは、人とお目にかかるときに「安田地区長（あだちくちょう）です」と自己紹介するため、東京23区の偉い人と勘違いされるとおっしゃっていました（笑）。

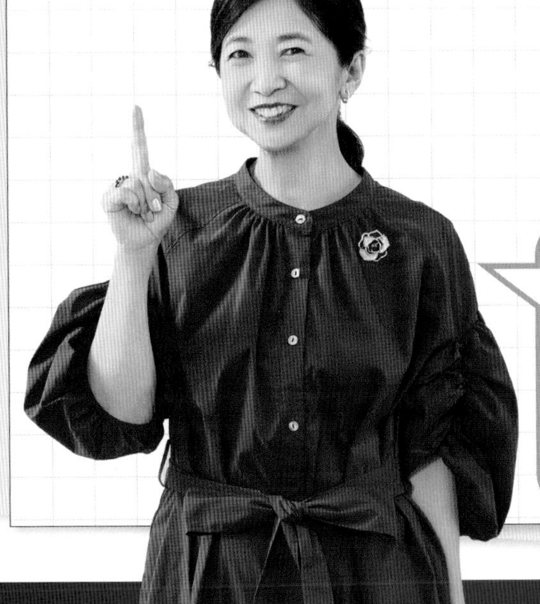

宮崎美子さんが出題！

漢字教養トリビアクイズ⑫

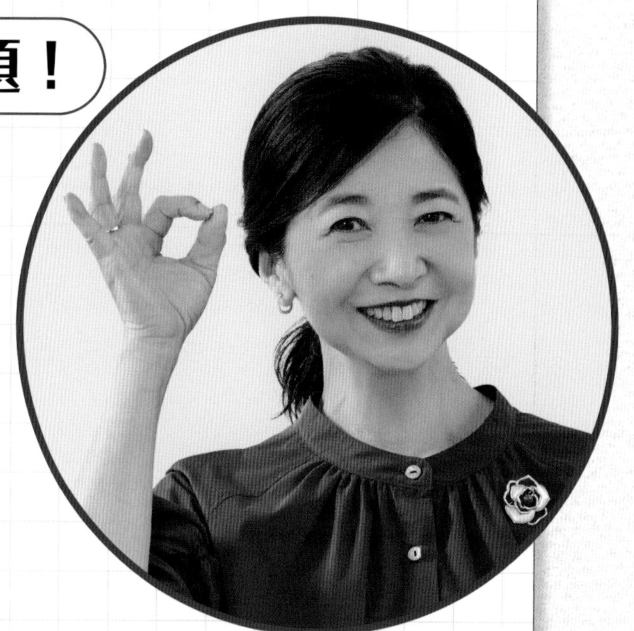

「漢字教養トリビアクイズ」12回目です。今回もなかなか解きごたえのある問題をそろえることができたかと思います。

今号のインタビューでもふれましたが、私の家には「難読漢字の日めくりカレンダー」があって、毎日１つずつ、漢字や熟語の勉強ができるようになっています。基本的に、漢字検定の受検勉強や読書の機会に目にしたことのある漢字ばかり。でも、検定の勉強をしたのはかなり前の話なので、月に１つ程度、知っているはずなのに答えが出てこないことがあるんですよね。こんなときは、漢字の勉強って継続が大事なんだな、って思います。

トリビアクイズが今回初めての方も、初回から続けていただいている方も、今後ずっと続けていただけたらうれしく思います。私も頑張って出題します！

宮崎美子さんが出題！漢字教養トリビアクイズ⑫ 目次

1 正しい熟語選択クイズ

読み方は同じでも意味の異なる二字熟語を並べました。正しいのはAとBのどちらか答えてください。

① 正常の反対は？ A 異常 B 異状

② 問い合わせに対して返事をするのは？ A 回答 B 解答

③ 業務上の不正を調査するのは？ A 観察 B 監察

④ 水が建物に入り込むのは？ A 浸入 B 侵入

⑤ 利益などを求めるのは？ A 追及 B 追求

⑥ 損害を埋め合わせするのは？ A 補償 B 保障

⑦ 職位や地位が変わるのは？ A 移動 B 異動

⑧ 芸術作品を見て楽しむのは？ A 鑑賞 B 観賞

2 数字で始まる熟語クイズ

数字で始まる熟語のうち、ちょっとだけ読み方が難しいものを一から十まで順番に集めました。かっこの中の読み方になるように、ヒントの中から漢字を選んでマスの中に入れ、各問の熟語を完成させてください。

① 一□昨日（さきおととい）

② 二□重（はたえ）

③ 三□土（たたき）

④ 四□（あずまや）

⑤ 五□雨（さみだれ）

⑥ 六□園（りくぎえん）

⑦ 七□焼（しっぽうやき）

⑧ 八□万（やおよろず）

⑨ 九十□折（つづらおり）

⑩ 十□番（おはこ）

ヒント

和　月　阿　宝　九　義　昨　百　八　十

③ なんとなく読めそうな漢字クイズ

一見、読めそうもない難しい漢字熟語ですが、文脈からなんとなく読めてしまいそうな言葉を集めました。各問、赤字で示した漢字の読み方を解答欄に書き入れてください。

① 私の兄は我武者羅に働く ⇒

② 台風で交通網が寸寸になった ⇒

③ 二進も三進もいかない ⇒

④ 親に小忠実に手紙を書く ⇒

⑤ 儲かりまっか？まあ点点ですわ ⇒

⑥ 出鱈目なことをいうな ⇒

⑦ 息子の作るものは我楽多ばかりだ ⇒

⑧ 昨晩飲みすぎて宿酔いだ⇒

⑨ 身の毛が弥立つ ⇒

⑩ 君の為人を見込んでお願いがある⇒

⑪ 愁っかな知識をひけらかす ⇒

⑫ 兎に角会社に向かわなければ ⇒

⑬ 予予お願いしてまいりましたように ⇒

⑭ よい知らせに思わず北叟笑む ⇒

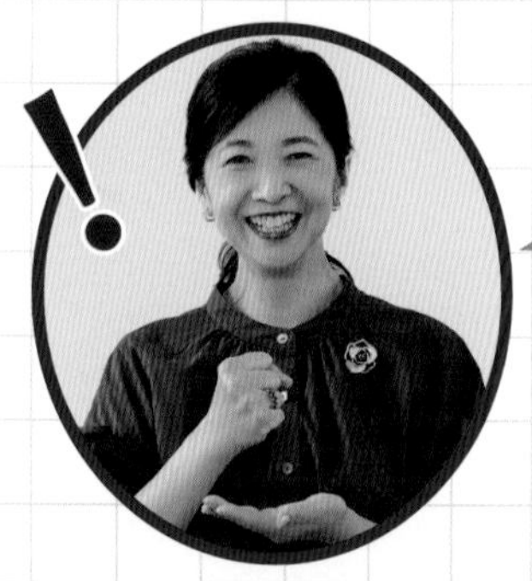

③は実はそろばん用語で、「二進」とは２÷2、「三進」とは3÷3のこと。両方とも割り切れるので計算ができる、という意味です。つまり「二進も三進もいかない」とは、２でも３でも割り切れず、どうにもならないという意味になります。もう答えはわかりましたよね？

4 自己○○クイズ

「自己○○」という四字熟語を集めました。ヒントの中から漢字を選んで各問のマスを埋め、四字熟語を完成させてください。

① 自己□悪	⑦ 自己□張	⑬ 自己採□
② 自己□現	⑧ 自己□酔	⑭ 自己都□
③ 自己□心	⑨ 自己□介	⑮ 自己判□
④ 自己□盾	⑩ 自己破□	⑯ 自己責□
⑤ 自己□足	⑪ 自己啓□	⑰ 自己免□
⑥ 自己□判	⑫ 自己暗□	⑱ 自己評□

ヒント
実 発 産 点 断 疫 陶 嫌 任
中 主 価 紹 合 矛 示 満 批

5 ことわざ漢字クイズ

ヒントの中から□に当てはまる漢字を入れて、①～⑧のことわざを完成させてください。

① 江戸の□を長崎で討つ
② □も一人はうまからず
③ 一富士二□三茄子
④ 豆腐に□
⑤ 十把一□げ
⑥ 磯の□の片思い
⑦ 赤□洗うが如し
⑧ 鴨が□を背負って来る

⑤の読みは「じっぱひとからげ」です。「からげる」とは、縛って束ねること。この言葉もあまり使わなくなりました。

ヒント
絡 鎹 敵 葱
鮑 鷹 貧 鯛

6 読めるけど書けない漢字クイズ

「なんとなく読めるけど、いざ書くのは難しい」という言葉を集めました。ヒントから漢字を選んで、各問のひらがなを漢字で書いてください。間違えないよう正確に書き取りましょう。

①いんとく ⇒ □□　⑤べんたつ ⇒ □□

②えいごう ⇒ □□　⑥まいしん ⇒ □□

③きたん ⇒ □□　⑦りゅうちょう ⇒ □□

④てんまつ ⇒ □□　⑧わいろ ⇒ □□

ヒント　賄　流　隠　暢　撻　劫　忌　末
　　　　顛　進　永　匿　邁　憚　賂　鞭

7 よく見ると間違っている熟語クイズ

各問の熟語には、それぞれ1カ所の間違いがあります。間違った漢字を正しい漢字に直してください。

①完壁 誤□ ⇒正□　⑤黙否権 誤□ ⇒正□

②縮少 誤□ ⇒正□　⑥厚顔無知 誤□ ⇒正□

③勘忍袋 誤□ ⇒正□　⑦孤立無縁 誤□ ⇒正□

④駄酒落 誤□ ⇒正□　⑧風光明美 誤□ ⇒正□

8 金へんの漢字クイズ

金へんの漢字を集めました。金へんにヒントの文字を合わせて、各問のひらがなを漢字で書いてください。

① くぎ ⇒ □
② こう ⇒ □
③ すず ⇒ □
④ ちょう ⇒ □
⑤ つり ⇒ □
⑥ どう ⇒ □
⑦ どん ⇒ □
⑧ もり ⇒ □

金へんの漢字ってたくさんありますよね。魚へんの漢字とどっちが多いんだろう（笑）。

ヒント

広　兆　丁　屯
同　令　勺　舌

9 食べ物の漢字クイズ

食べ物にまつわる漢字を集めました。各問、ヒントの中から当てはまる読み方を選び、解答欄に書き入れてください。

① 素麺 ⇒ □
② 西瓜 ⇒ □
③ 玉蜀黍 ⇒ □
④ 莢豌豆 ⇒ □
⑤ 杏子 ⇒ □
⑥ 和蘭芹 ⇒ □
⑦ 御強 ⇒ □
⑧ 山葵 ⇒ □

ヒント

とうもろこし　あんず　すいか　わさび
パセリ　さやえんどう　おこわ　そうめん

10 逆立ち言葉クイズ

「長所―所長」のように、前後を入れ替えても意味のある言葉になる二字熟語を集めました。各問のひらがなを漢字に変換して書いてください。

【例】長所(ちょうしょ) ⇔ 所長(しょちょう)

① □□(あいきょう)⇔□□(けいあい)

② □□(あじけ)⇔□□(きみ)

③ □□(あしもと)⇔□□(げそく)

④ □□(あっぱれ)⇔□□(せいてん)

⑤ □□(あにき)⇔□□(きけい)

⑥ □□(えたい)⇔□□(たいとく)

⑦ □□(おおもり)⇔□□(せいだい)

⑧ □□(すきま)⇔□□(かんげき)

⑨ □□(がくりょく)⇔□□(りきがく)

⑩ □□(せいず)⇔□□(ずぼし)

⑪ □□(ちちおや)⇔□□(おやじ)

⑫ □□(ひょうり)⇔□□(うらおもて)

⑬ □□(のはら)⇔□□(げんや)

⑭ □□(けんぶつ)⇔□□(ものみ)

こういう「逆立ち言葉」って、意味がほとんど変わらないものもあれば、全く別の言葉になってしまうものもあって、おもしろいですよね。

11 同じ漢字を二度使う四字熟語クイズ

各問の２つの□には、それぞれ同じ漢字が入ります。ヒントから□に入る漢字を選んで四字熟語を15個完成させてください。

① 今□明□
② □詞□曲
③ 以□伝□
④ □家□元
⑤ 大□小□
⑥ 学□□活
⑦ 無□苦□
⑧ 世□交□
⑨ 右□左□
⑩ □練□管
⑪ □百□町
⑫ 遮□無□
⑬ 一□合□
⑭ □理□頓
⑮ □三□四

ヒント
二　茶　作　生　整　判　八　往
切　日　心　代　再　本　手

12 世界の国名・漢字略称クイズ

アメリカ＝「米」、イギリス＝「英」など、国の名前を漢字１文字で表記することがあります。次の国名を表すのはどの漢字か、ヒントから選んで答えてください。

① ドイツ ⇒ □
② カナダ ⇒ □
③ インドネシア ⇒ □
④ アイスランド ⇒ □
⑤ ハンガリー ⇒ □
⑥ メキシコ ⇒ □
⑦ ギリシャ ⇒ □
⑧ タイ ⇒ □

⑥メキシコといえばサボテン。以前メキシコを訪れたとき、高さ15メートルの大サボテンに出合いました。推定で樹齢300年近くなんだそうです。

ヒント
希　加　独　氷
墨　泰　洪　尼

漢字教養トリビアクイズ⑫

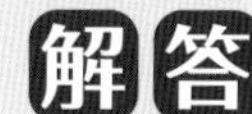

1 正しい熟語選択クイズ

①A、②A、③B、④A、⑤B、⑥A、⑦B、⑧A

2 数字で始まる熟語クイズ

①一昨昨日、②二十重、③三和土、④四阿、⑤五月雨、⑥六義園、⑦七宝焼、⑧八百万、⑨九十九折、⑩十八番

3 なんとなく読めそうな漢字クイズ

①がむしゃら、②ずたずた、③にっちもさっちも、④こまめ、⑤ぼちぼち、⑥でたらめ、⑦がらくた、⑧ふつかよい、⑨よだつ、⑩ひととなり、⑪なまじっか、⑫とにかく、⑬かねがね、⑭ほくそえむ

4 自己○○クイズ

①自己嫌悪、②自己実現、③自己中心、④自己矛盾、⑤自己満足、⑥自己批判、⑦自己主張、⑧自己陶酔、⑨自己紹介、⑩自己破産、⑪自己啓発、⑫自己暗示、⑬自己採点、⑭自己都合、⑮自己判断、⑯自己責任、⑰自己免疫、⑱自己評価

5 ことわざ漢字クイズ

①**江戸の敵（かたき）を長崎で討つ**　意味：意外な場所で、または筋違いなことで、過去の仕返しをすること

②**鯛（たい）も一人はうまからず**　意味：食事は誰かと一緒に食べてこそおいしい

③**一富士二鷹（たか）三茄子**　意味：初夢に見ると縁起がいいとされているもの

④**豆腐に鎹（かすがい）**　意味：手ごたえがなく、効果がないこと

⑤**十把一絡（から）げ**　意味：数多くの種類のものを、区別なくひとまとめで扱うこと

⑥**磯の鮑（あわび）の片思い**　意味：相手は全く無関心なのに、こちらだけ恋い慕っている状態

⑦**赤貧（せきひん）洗うが如し**　意味：極めて貧しくて、洗い流したように何もないさま

⑧**鴨が葱（ねぎ）を背負って来る**　意味：好都合であること、おあつらえむきであること

❻ 読めるけど書けない漢字クイズ

①隠匿、②永劫、③忌憚、④顛末、⑤鞭撻、⑥邁進、⑦流暢、⑧賄賂

❼ よく見ると間違っている熟語クイズ

①誤壁⇒正璧、②誤少⇒正小、③誤勘⇒正堪、④誤酒⇒正洒、⑤誤否⇒正秘、⑥誤知⇒正恥、⑦誤縁⇒正援、⑧誤美⇒正媚

❽ 金へんの漢字クイズ

①釘、②鉱、③鈴、④銚、⑤釣、⑥銅、⑦鈍、⑧銛

❾ 食べ物の漢字クイズ

①そうめん、②すいか、③とうもろこし、④さやえんどう、⑤あんず、⑥パセリ、⑦おこわ、⑧わさび

❿ 逆立ち言葉クイズ

①愛敬⇔敬愛、②味気⇔気味、
③足下⇔下足、④天晴⇔晴天、
⑤兄貴⇔貴兄、⑥得体⇔体得、
⑦大盛⇔盛大、⑧隙間⇔間隙、
⑨学力⇔力学、⑩星図⇔図星、
⑪父親⇔親父、⑫表裏⇔裏表、
⑬野原⇔原野、⑭見物⇔物見

お疲れ様でした！
今回で、「漢字教養トリビアクイズ」も12回め。本誌がだいたい月１回のペースで発刊されているため、ちょうど丸１年が過ぎたことになります。時の過ぎるのはまあ早いこと。これからも、マイペースで続けていきたいと思います。

⓫ 同じ漢字を二度使う四字熟語クイズ

①今日明日、②作詞作曲、③以心伝心、
④本家本元、⑤大判小判、⑥学生生活、
⑦無茶苦茶、⑧世代交代、⑨右往左往、
⑩手練手管、⑪八百八町、⑫遮二無二、
⑬一切合切、⑭整理整頓、⑮再三再四

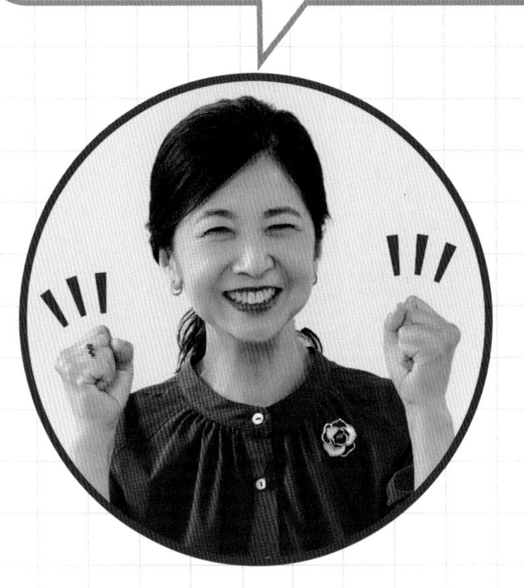

⓬ 世界の国名・漢字略称クイズ

①独、②加、③尼、④氷、⑤洪、⑥墨、
⑦希、⑧泰

漢字パズルを毎日少しずつ行えば
脳の最重要部位「前頭前野」が活性化して記憶力や判断力もみるみる高まります

東北大学教授　川島隆太（かわしまりゅうた）

脳の働きの低下は認知症につながる

日本は、長年にわたり世界有数の長寿国となっています。厚生労働省が2021年に公表した「簡易生命表」によると、2020年の日本人の平均寿命は女性が87.74歳、男性が81.64歳で、過去最高を更新しました。

長生きすることは喜ばしいことですが、体と同じように、脳もいかに長く健康を維持できるかが肝要です。脳の働きが低下すると、認知症につながる可能性もあります。

認知症は、さまざまな原因で脳の細胞が死んだり、働きが悪くなったりして起こります。物忘れに始まり、判断力、感情の表現、時間の管理などが徐々に難しくなり、自分のまわりの現実をどんどん認識できなくなっていきます。

2021年6月、FDA（米国食品医薬品局）は、認知症の新薬を承認し、注目を集めました。これは、脳神経が変性して脳の一部が萎縮（いしゅく）していく過程で起こるアルツハイマー型認知症の新治療薬です。

認知症の中で最も多いのがアルツハイマー型認知症であることから、この新薬はとても期待されています。

簡単な学習療法が認知症の症状を改善

最近では、薬などを使わずに認知症の症状を改善する治療法の研究も進んでいます。中でも、私が特に取り組んでいるのが「学習療法」と呼ばれる方法です。学習療法の開発は、2001年から開始されました。これまでに国内外で多くの実証試験が行われ、人種や言語に関係なく、認知症の症状を改善する効果があることが証明されています。

具体的には、家族の顔を認識できるようになった、無表情だった人が笑顔を見せるようになった、生活全般に意欲が出てきたなど、

●認知症患者の年代別割合

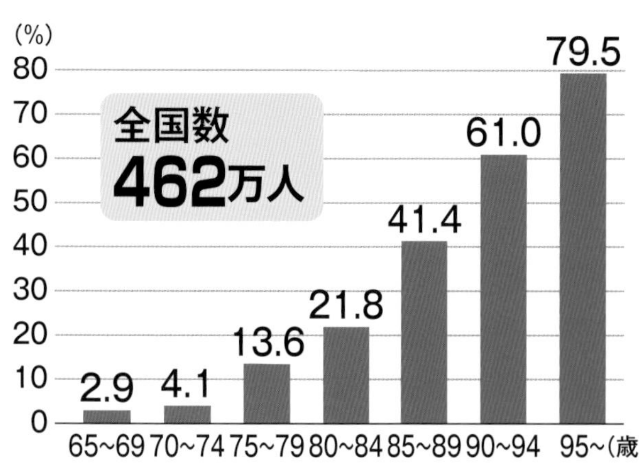

出典：厚生労働省研究班推計（2013年）

●認知症の主な原因疾患

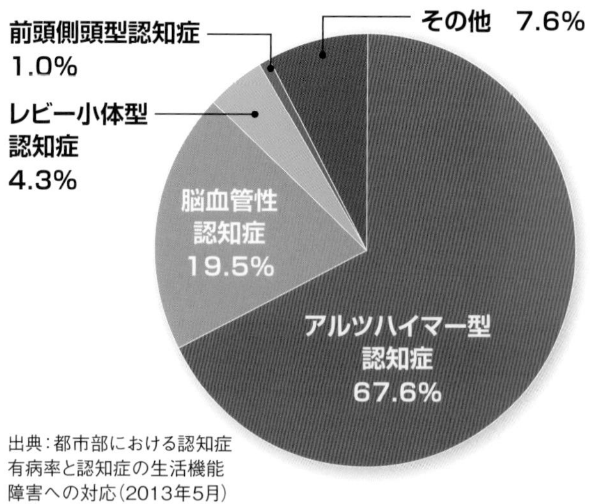

出典：都市部における認知症有病率と認知症の生活機能障害への対応（2013年5月）

脳の神経細胞の働き

脳全体にはおよそ1000億個の神経細胞があるといわれる。神経細胞には2種類のヒゲ（樹状突起と軸索）があり、別の神経細胞とつながりあって、複雑なネットワークを作っている。

数字や文字を使った問題に取り組むことで、脳の司令塔である「前頭前野」の体積が増えることが確かめられている。脳の神経細胞の活動を支える栄養分の量が増え、神経細胞間で情報を送り合う神経線維が長くなったり、枝分かれが増えたりして、より働きやすい脳に変化する。

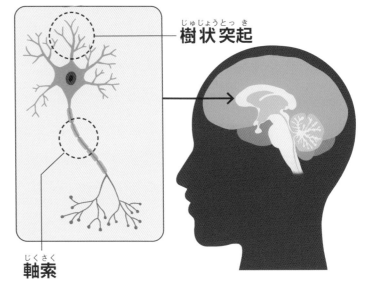

樹状突起（じゅじょうとっき）

軸索（じくさく）

さまざまな改善効果が見られています。

では、学習療法とはどんなものなのでしょうか。難しく思うかもしれませんが、それは誤解です。脳科学の研究では、あえて難しいことに取り組んでも、脳はあまり働かないことがすでにわかっています。

実際の学習療法で行うのは、数字や文字を使った単純作業のくり返しです。例えば、1けたの計算や、簡単な文字の暗唱、書き取りなど。特別、長い時間をかけて取り組む必要もなく、短時間で十分です。

前頭前野が活性化し体積も増えてくる

人間の脳は大きく、「前頭葉」「頭頂葉」「側頭葉」「後頭葉」の4つに分けられます。その中で、最も重要な働きをしているのが、前頭葉にある「前頭前野」という部分です。前頭前野は、額のすぐ後ろに位置しています。

これまでの研究から、前頭前野は記憶力や考える力、行動や感情の抑制、人とのコミュニケーション力など、高度な役割を果たしていることが明らかになっています。まさに、人間が人間らしく生きるためには、前頭前野は欠かせない存在です。

実は、数字や文字の簡単な問題に取り組むと、脳の血流が盛んになり、前頭前野が活性化することが確かめられています。そして、問題をできるだけ速く解きつづけていくことによって、前頭前野は鍛えられ、体積を増やすこともできます。

前頭前野の体積が増えるというのは、脳の神経細胞の活動を支える栄養分の量が増えることになります。それによって、神経細胞間で情報を送り合う神経線維が長くなったり、枝分かれが増えたりして、前頭前野がより働きやすくなるのです。

その結果、計算力や記憶力などが高まりますが、それだけではありません。例えば、感情を上手にコントロールできるようになります。高齢になるとキレやすくなるといわれますが、突発的な感情を抑えることができ、無性にイライラすることも減ってきます。

注意力や判断力、空間の認知能力も向上。ものの見分けや話の聞き分けができるようになり、あまり道に迷わず、目的地にたどり着けるようにもなります。

そのほか、新しいことへの興味や意欲もわくようになってきます。毎日の生活が楽しくなり、充実感も高まるのです。

漢字・計算・言葉のドリルの実践で

脳の血流が大幅アップし、認知機能の向上に役立つと試験で確認されました

前頭葉の前頭前野は「脳の司令塔」

脳の認知機能をつかさどっているのは、前頭葉の大部分を占める「前頭前野」です。

前頭前野は記憶や計算、思考、判断、学習など、高度な認知機能を担っています。そのほか、意欲や感情のコントロール、人とのコミュニケーション力なども担当。いわば、人間が人間らしく生きるための「脳の司令塔」といっても過言ではありません。

しかし、20代以降は前頭前野の働きが低下していきます。前頭前野が衰えると、記憶力や理解力、考える力がしだいに弱まっていきます。加齢とともに、物忘れなどが増えてくるのは、ある意味、自然の摂理です。しかし、いつまでも人間らしく生活するためには、前頭前野の衰えを防ぎ、活性化することが大きなカギを握っています。

前頭前野の衰えは加齢も影響しますが、「使わない」というのも大きな原因です。

脳の前頭前野は、体と同じで日常的に使って鍛えていけば、活性化して本来の機能を取り戻そうとします。

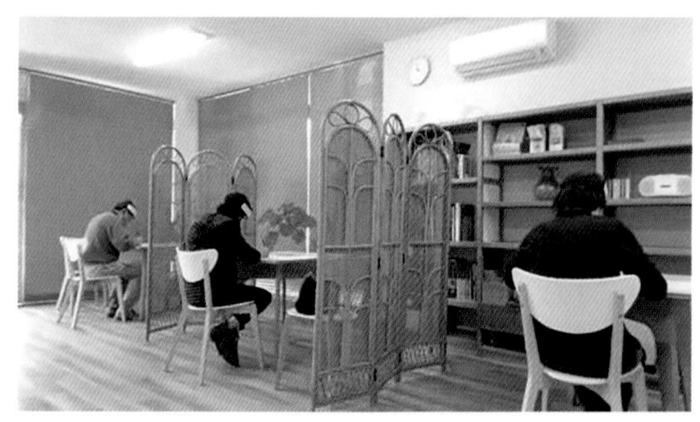

本書脳ドリルの試験のようす

脳が活性化するしくみ

文字や数字の問題を素早く解く

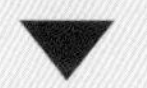

脳の血流が高まり、
脳の司令塔(前頭前野)が
活性化

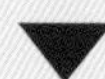

しっかり働く脳になり、
物忘れやうっかりミスも減る!

どんなときに前頭前野が活性化するのかというと、簡単な数字や文字の脳ドリルを解いているときです。難しい問題を解くほうが活性化しやすいと思われがちですが、実際はやさしい問題をできるだけ速く解くほうが、前頭前野は活性化します。

簡単な脳ドリルで前頭前野が活性化した

それを調べるために、私たちは「NIRS（ニルス）」（近赤外分光分析法）という機器を使って、試験を行いました。

NIRSは、太陽光にも含まれる光を使って前頭前野の血流を測定できる機器です。脳ドリルを解いているときに前頭前野の血流が増えていれば、活性化していることを意味します。逆に血流が変わらなければ、活性化していないことになります。

試験は2020年12月、新型コロナウイルスの感染対策を万全に施し、安全性を確保した

トポグラフィ画像（脳血流測定）

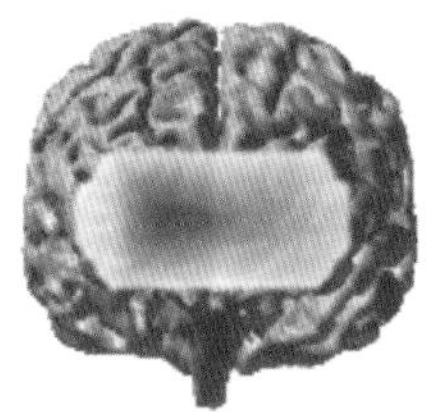

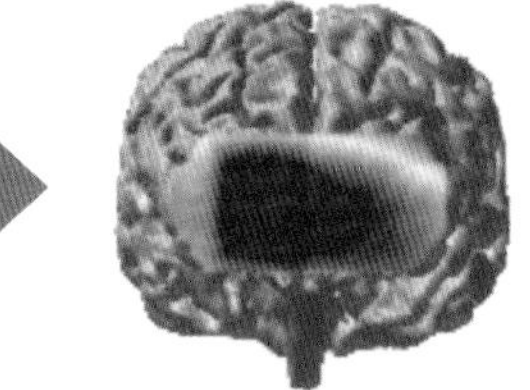

ドリルを実践する前の前頭前野の血流

赤い部分は脳の血流を表している。ドリルの試験中に血流が向上した

言葉パズル系ドリルの脳活動

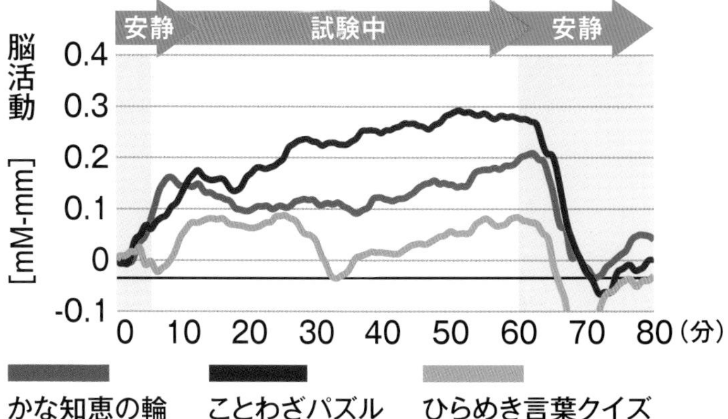

出典：言葉パズル系脳ドリルの脳活動
「脳血流量を活用した脳トレドリルの評価」より

うえで実施しました。対象者は60～70代の男女40人。全員、脳の状態は健康で脳の病気の既往症はありません。試験で使用したのは「漢字」「計算」「言葉」「論理」「知識」「記憶」「変わり系」の７系統、計33種類の脳ドリルです。

どの脳ドリルも難しいことはありません。例えば、ことわざを題材にしたパズルや、ひらがなで書かれた計算式の答えを出すなど、ゲーム感覚で解いていけます。

参加者の方々は制限時間を意識しながらも、楽しく解いていました。楽しく解くことは、前頭前野を活性化させます。脳は正直なもので、難しい問題で頭を悩ませても、活性化してくれないのです。

脳ドリルはより速く解いていくことが肝心

試験では、全33種類の脳ドリルを分担し、１人当たり15種類の問題を解いていただきました。その結果、33種類の脳ドリルすべてが、安静時と比較して、前頭前野の血流を増加させたことがわかりました。そのうち27種類では、顕著に血流が増加。脳ドリルで前頭前野が活性化し、認知機能が向上することが証明されたのです。

本書には、試験で検証したものと同種のドリルの中から、漢字系のパズル問題を厳選して収録しています。

実際に取り組むさいは、間違えることを気にせず、制限時間内にできるだけ速く解くことを心がけてください。正解にこだわり、じっくり考えて答えていっても、前頭前野を鍛えるトレーニングにはなりません。確実に正解を導き出すよりも、素早く解いていくほうが、前頭前野は働きやすくなるのです。

その結果、頭の回転は速くなり、脳の作業領域が大きくなることで、記憶できる量も増えていきます。毎日少しずつ脳のトレーニングを行っていけば、前頭前野は活性化し、計算力や記憶力は高まっていきます。

また、注意力や判断力が向上したり、新しいことへの意欲や興味がわいてきたりします。脳ドリルの実践によって、脳が元気になり、日常生活の質も向上していきます。

ドリル種類別の脳活動

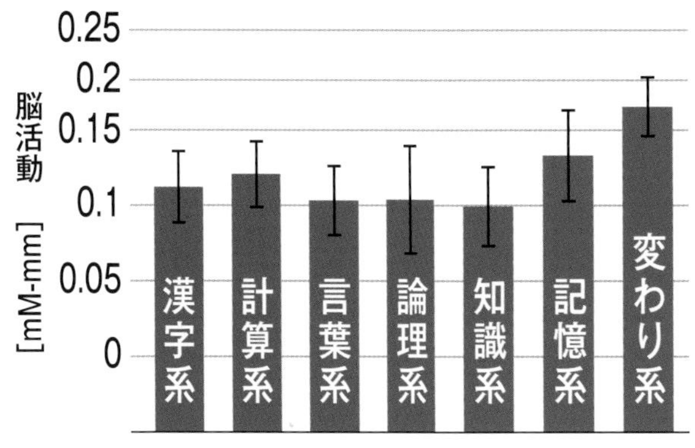

出典：系統別の有意差「脳血流量を活用した脳トレドリルの評価」より

毎日脳活スペシャル 漢字脳活ひらめきパズルの効果を高めるポイント

ポイント1 毎日続けることが大切

「継続は力なり」という言葉がありますが、漢字ドリルは毎日実践することで、脳が活性化していきます。２～３日に１度など、たまにやる程度では効果は現れません。また、続けていても途中でやめると、せっかく若返った脳がもとに戻ってしまいます。毎日の日課として、習慣化するのが、脳を元気にするコツだと心得てください。

ポイント2 1日2ページ、朝食後の午前中に

１日のうちで脳が最も働くのが午前中です。できるかぎり、午前中に取り組みましょう。一度に多くの漢字ドリルをやる必要はなく、１日２㌻でOK。短い時間で集中して全力を出し切ることで、脳の機能は向上していくのです。また、空腹の状態では、脳はエネルギー不足。朝ご飯をしっかり食べてから行いましょう。

ポイント3 できるかぎり静かな環境で

静かな環境で取り組むことがポイントです。集中しやすく、脳の働きもよくなります。テレビを見ながらや、ラジオや音楽を聴きながらやっても、集中できずに脳を鍛えられないことがわかっています。周囲が騒がしくて気が散る場合は、耳栓を使うといいでしょう。

ポイント4 制限時間を設けるなど目標を決めて取り組む

目標を決めると、やる気が出てきます。本書では、年代別に制限時間を設けていますが、それより少し短いタイムを目標にするのもいいでしょう。解く速度を落とさずに、正解率を高めていくのもおすすめです。１ヵ月間連続して実践するのも、立派な目標です。目標を達成したら、自分にご褒美をあげると、さらに意欲も出てきます。

ポイント5 家族や友人といっしょに実践する

家族や友人といっしょに取り組むのもおすすめです。競争するなどゲーム感覚で実践すると、さらに楽しくなるはずです。何よりも、「脳を鍛える」という同じ目的を持つ仲間と実践することは、とてもやりがいがあります。漢字ドリルの後、お茶でも飲みながらコミュニケーションを取ることも、脳の若返りに役立つはずです。

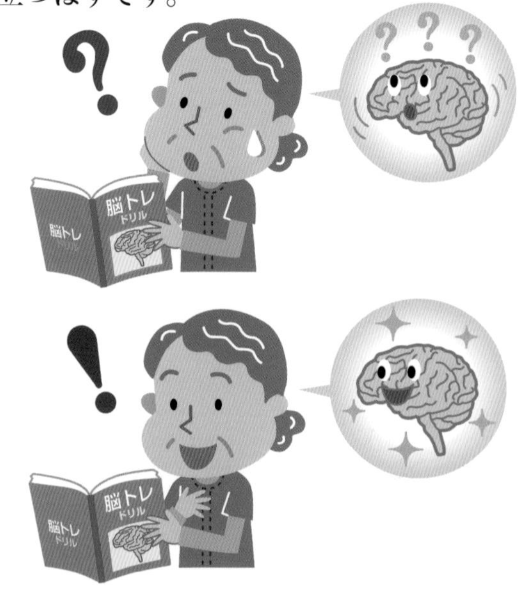

とにかく楽しい厳選問題！

大人気脳トレ「漢字パズル」15

記憶力・認知力アップ

問題を手がかりに一時的に覚える「短期記憶」と子供のころに習った漢字など「思い出す力」を鍛えます。

1・16日目 **漢字ピックアップ**
6・21日目 **意味から熟語探し**
12・27日目 **立体漢字パズル**

立体漢字パズル

❶ 答え
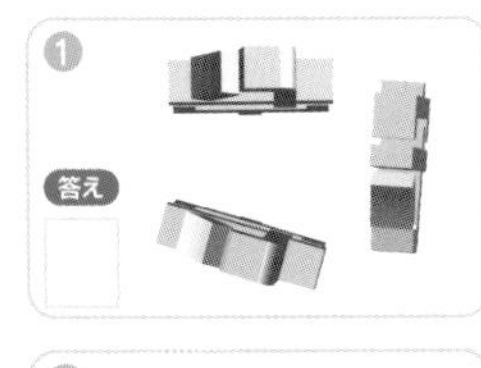

❺ 答え
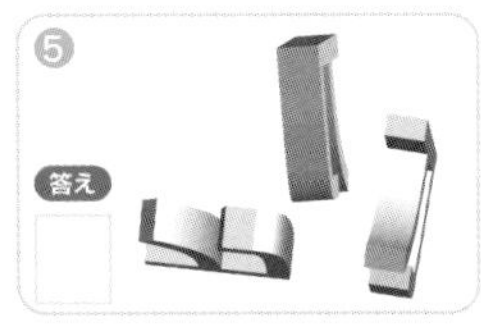

❷ 答え
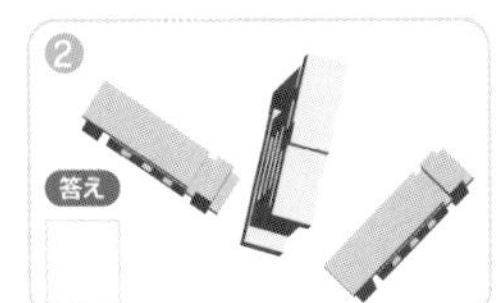

❻ 答え
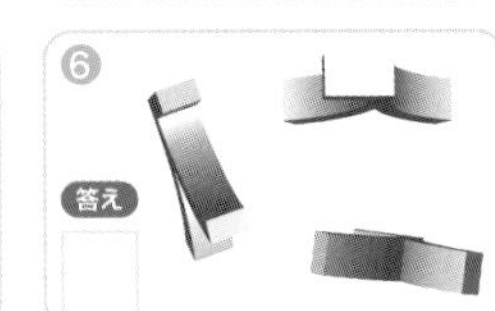

注意力・集中力アップ

指示どおりの文字を探したり、浮かび上がった図形から文字を読み取ったりするなど、注意力・集中力が磨かれます。

4・19日目 **三字熟語クイズ**
7・22日目 **四字熟語間違い探し**
9・24日目 **同音二字熟語探し**
13・28日目 **二字熟語足し算**

四字熟語間違い探し

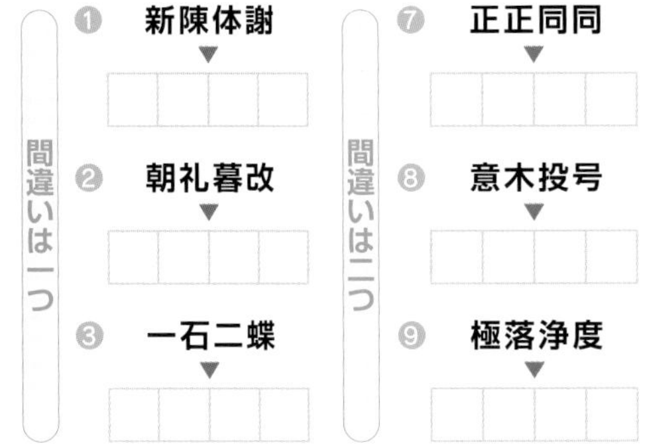

直感力アップ

知識や経験を総動員して、素早く決断を下したり行動に移したりする力が身につきます。

3・18日目 **四字熟語ブロック**
8・23日目 **鏡文字熟語クイズ**
11・26日目 **漢字ジグソー**
15・30日目 **漢字ジグザグクロス**

漢字ジグソー

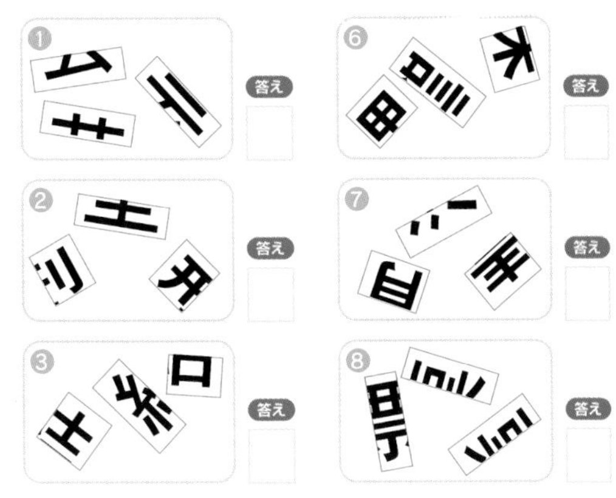

思考力・想起力アップ

論理的に考える問題や推理しながら答えを導く問題で、考える力を磨き、頭の回転力アップが期待できます。

2・17日目 **読み仮名しりとり**
5・20日目 **チラリ四字熟語**
10・25日目 **漢字熟語しりとり**
14・29日目 **二字熟語クロス**

漢字熟語しりとり

❶ 欠 車 灯 補 台 点 掌
補

❺ 出 客 口 席 窓 論 進
窓

❷ 圧 秋 園 電 倒 田 立
電

❻ 機 館 造 契 旅 構 船
構

1 日目

漢字ピックアップ

実践日

月　日

難易度4★★★★☆

各問、3×3マスの中に漢字が1字ずつ入っていて、全部で9つの漢字が提示されています。この漢字を指定された個数分拾い上げ、上に示されているテーマに沿った名前や言葉を解答欄に書いてください。

四字熟語

①4文字

大	光	針
東	犬	西
日	棒	小

答え

②4文字

愛	哀	泣
喜	悲	怒
好	笑	楽

答え

③4文字

三	雨	耕
晴	川	石
岩	秒	読

答え

ノーベル賞受賞者名

④5文字

奈	森	崎
干	玲	吉
江	次	於

答え

⑤4文字

秀	退	湯
夏	川	延
樹	武	則

答え

⑥4文字

宮	康	端
成	星	孝
川	勤	治

答え

料理名

⑦4文字

婆	練	腐
誤	印	麻
豆	絹	宅

答え

⑧3文字

緑	球	宝
曲	八	急
菜	尊	宮

答え

⑨3文字

子	大	左
高	上	丼
親	太	糸

答え

解答
①針小棒大、②喜怒哀楽、③晴耕雨読、④江崎玲於奈、⑤湯川秀樹、
⑥川端康成、⑦麻婆豆腐、⑧八宝菜、⑨親子丼

脳活ポイント

目で見る力と記憶力を養う

各問にある９つの漢字から答えに使う漢字を見極めなければならないため、目で見る力や記憶力が養われます。また、テーマから連想して思い出す力も鍛えられると考えられます。

目標時間

50代まで	60代	70代以上
15分	20分	25分

正答数 ／18問　かかった時間 分

四字熟語

⑩ 4文字

果	加	復
告	因	報
応	伝	時

答え

⑪ 4文字

目	四	後
前	一	然
瞭	五	足

答え

⑫ 4文字

悪	素	懲
干	勧	紅
設	疑	善

答え

歴代の内閣総理大臣名

⑬ 4文字

田	博	二
佐	藤	伊
文	底	郎

答え

⑭ 4文字

二	前	隈
戸	重	四
大	宮	信

答え

⑮ 3文字

久	田	料
茂	正	防
資	吉	格

答え

電気製品名

⑯ 5文字

器	法	食
営	浄	宇
舌	洗	機

答え

⑰ 3文字

注	器	意
単	安	武
飯	仏	炊

答え

⑱ 3文字

庫	森	冷
女	打	皿
蔵	五	温

答え

解答　⑩因果応報、⑪一目瞭然、⑫勧善懲悪、⑬伊藤博文、⑭大隈重信、⑮吉田茂、⑯食器洗浄機、⑰炊飯器、⑱冷蔵庫

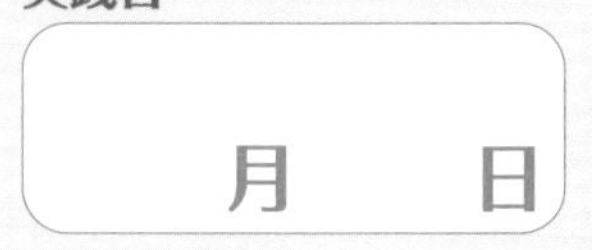

読み仮名しりとり

実践日

月　日

難易度5★★★★★

各問、漢字で書かれた6つの言葉の読み方で、しりとりを作ってください。読み方の最後の文字が、次の読み方の最初にきます。解答欄には、①～⑥の番号を書いてください。

1

①右往左往　②万華鏡
③仲間　④地球温暖化
⑤運営費　⑥非常口

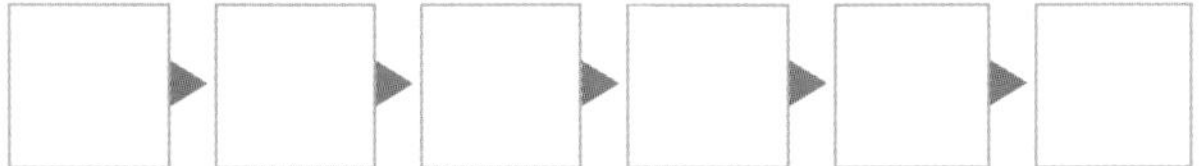

2

①靴箱　②日傘
③北斗七星　④最有力候補
⑤古今東西　⑥遺産相続

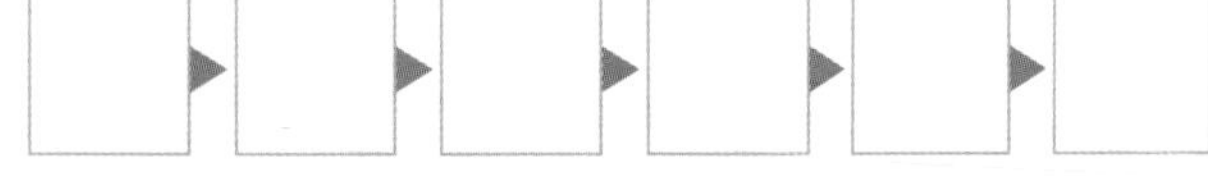

3

①自転車操業　②古巣
③医食同源　④烏骨鶏
⑤家事　⑥水面下

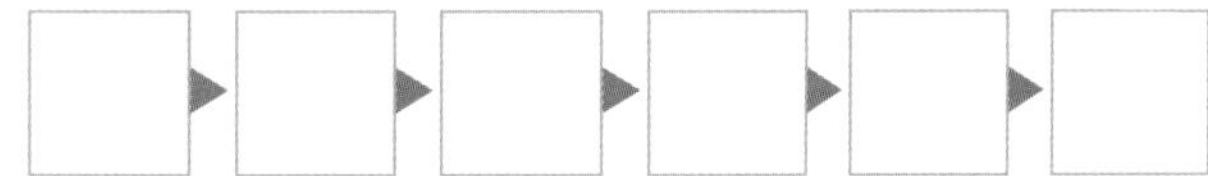

4

①遠距離恋愛　②銭湯
③田舎　④立身出世
⑤運転手　⑥風見鶏

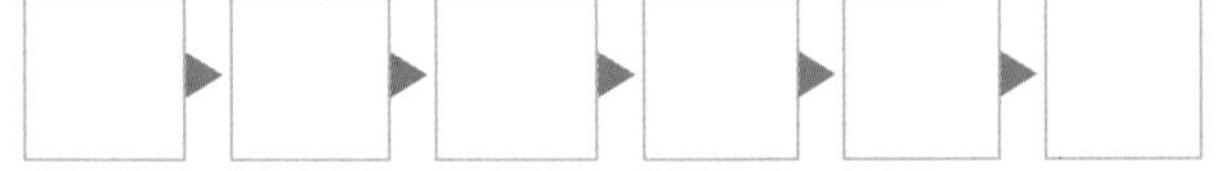

5

①挫折　②落雷情報
③炎天下　④裏技
⑤火事場泥棒　⑥梅雨空

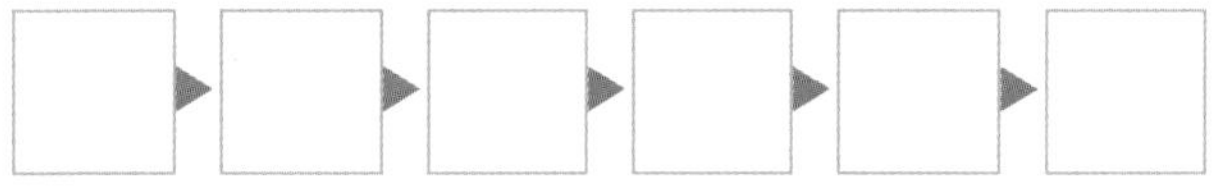

6

①馬小屋　②豪雨
③摩訶不思議　④口車
⑤邪馬台国　⑥四字熟語

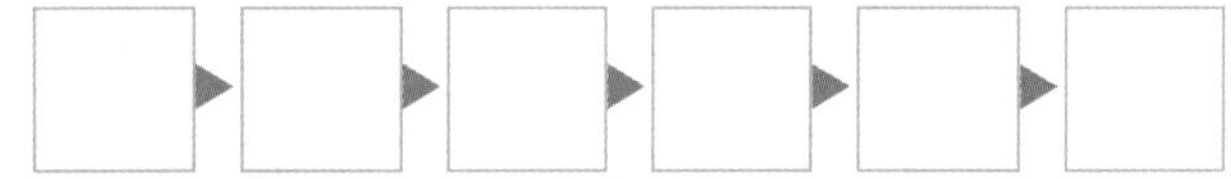

7

①平手　②金閣寺
③強者　④能天気
⑤自治体　⑥天然記念物

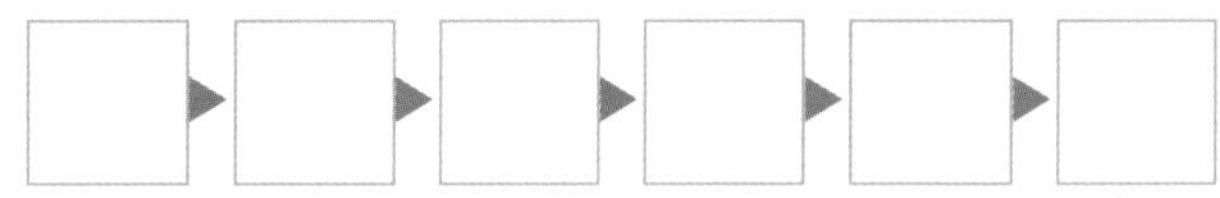

8

①近所迷惑　②口紅
③驚天動地　④人魚姫
⑤鎮魂歌　⑥火災報知器

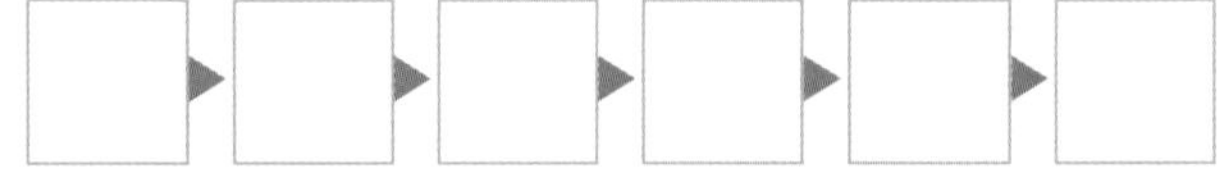

脳活ポイント

国語力や想起力を磨く

漢字で書かれた6つの言葉を頭の中で読み仮名に変換し、しりとりを作ることで脳の言語中枢が刺激され、国語力や読み方を思い出す想起力が著しく磨かれます。

目標時間

50代まで	60代	70代以上
20分	25分	30分

正答数　／16問　　かかった時間　分

⑨

①石油　②仲見世
③草野球　④唯一無二
⑤皆既日食　⑥日経平均株価

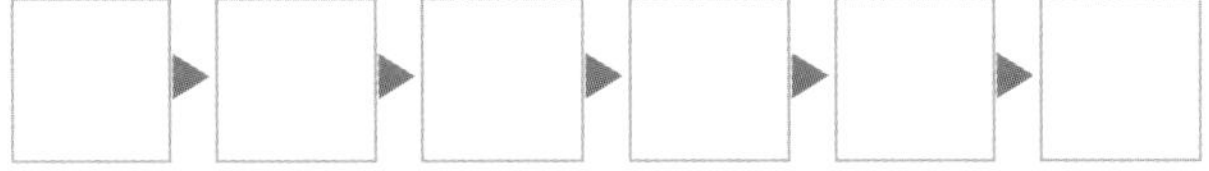

⑩

①武士　②懐紙
③新天地　④真剣勝負
⑤責任転嫁　⑥中高一貫教育

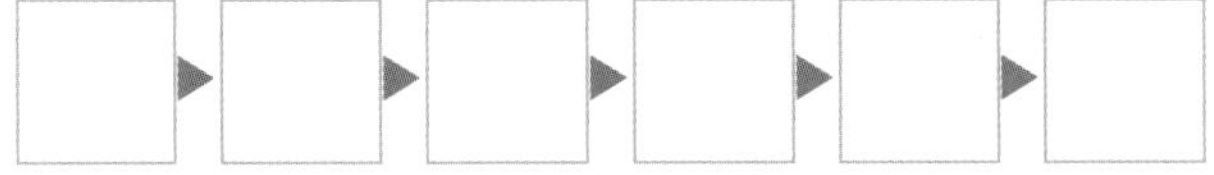

⑪

①追記　②組合
③居心地　④喜怒哀楽
⑤食品添加物　⑥知能指数

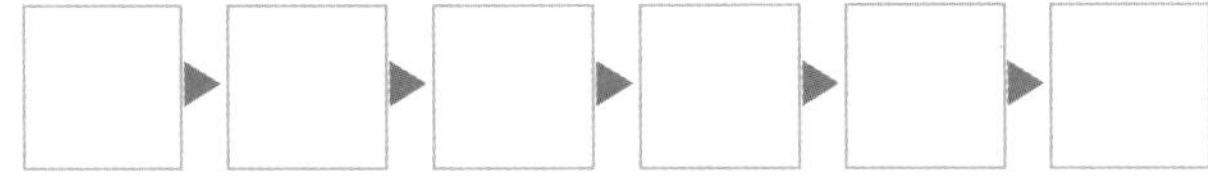

⑫

①軌道修正　②世界史
③路頭　④卯月
⑤一味唐辛子　⑥祝儀袋

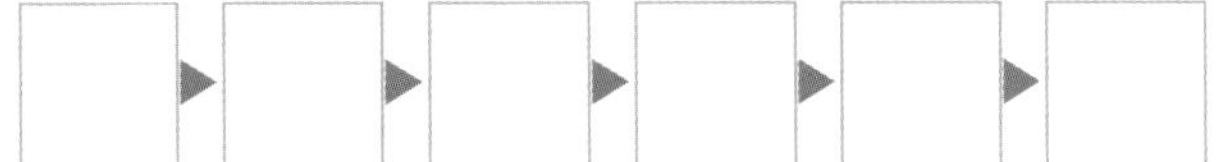

⑬

①先祖　②田舎
③雑煮　④貸衣装
⑤二等辺三角形　⑥海千山千

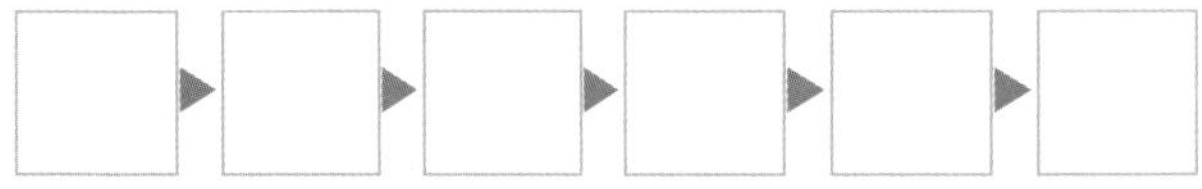

⑭

①月夜　②基地
③予定調和　④七分袖
⑤長広舌　⑥出来不出来

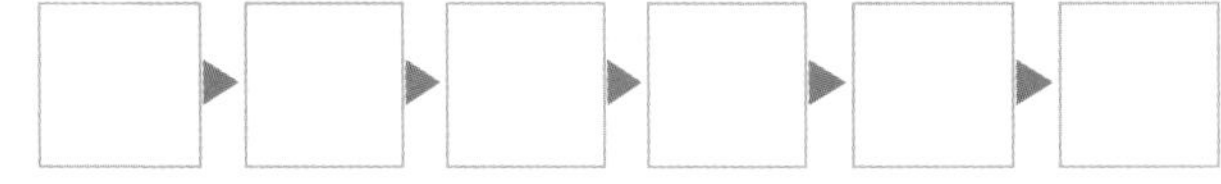

⑮

①白夜　②東名高速道路
③風光明媚　④泰然自若
⑤約束手形　⑥老夫婦

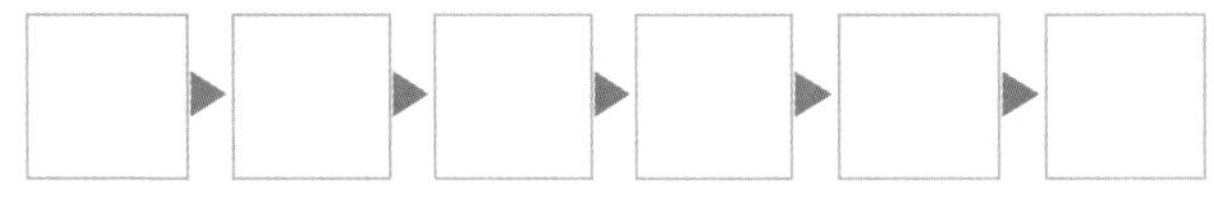

⑯

①治癒　②調理師
③衣食住　④資産家
⑤誘致　⑥冠位十二階

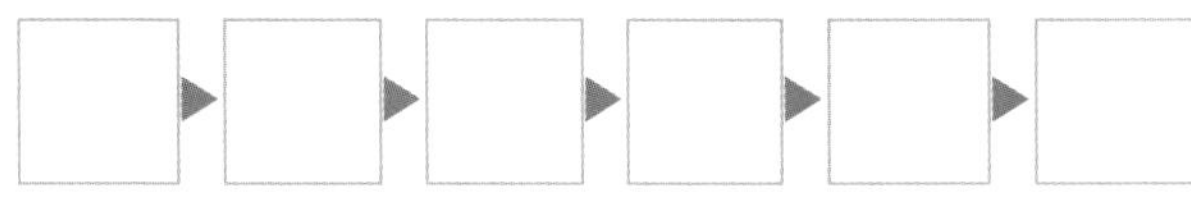

※解答は84ページをご覧ください

四字熟語ブロック

実践日

月　　日

難易度③★★★☆☆

各問に６個の四字熟語を構成する24個の漢字がブロックごとに隠れています。それぞれの四字熟語ごとに線で囲み、隠れている６個の四字熟語を解答欄にすべて書き出してください。

❶

自	賛	画	方	人	臨
空	自	八	美	機	変
前	異	小	同	応	才
絶	後	大	兼	色	備

①
②
③
④
⑤
⑥

❷

前	難	表	裏	半	疑
多	途	一	右	半	不
一	憂	体	左	信	後
一	喜	往	往	前	覚

①
②
③
④
⑤
⑥

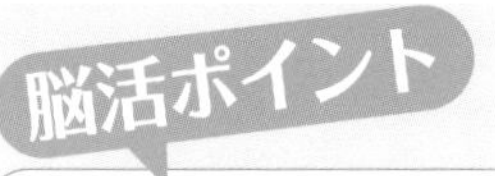

直感力や注意力が向上！

縦４マス×横６マスに並んだ漢字の中から四字熟語を探し出すことで、直感力や注意力が著しく向上します。また、語彙力や想起力を鍛える効果も大いに期待できます。

50代まで	60代	70代以上
15分	20分	30分

正答数　／24問　かかった時間　分

3

爛	当	妙	私	公	滅
天	真	即	奉	没	鬼
不	漫	意	神	出	気
大	敵	胆	鋭	進	新

①
②
③
④
⑤
⑥

4

五	三	日	物	見	遊
里	主	坊	山	出	身
霧	中	四	術	世	立
八	苦	苦	海	戦	人

①
②
③
④
⑤
⑥

※解答は84ページをご覧ください

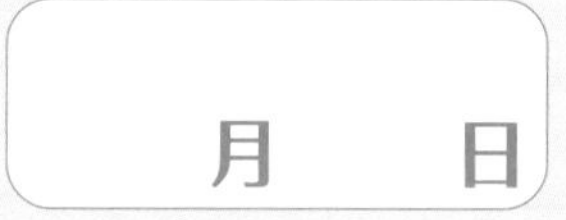

4日目 三字熟語クイズ

実践日

月　　日

難易度③★★★☆☆

❶にある12文字の漢字をすべて使って、４つの三字熟語を作ってください。解答欄は、①～④となっていますが、順不同です。❷～❻も同様に、12文字の漢字をすべて使って、４つの三字熟語を作ってください。

❶

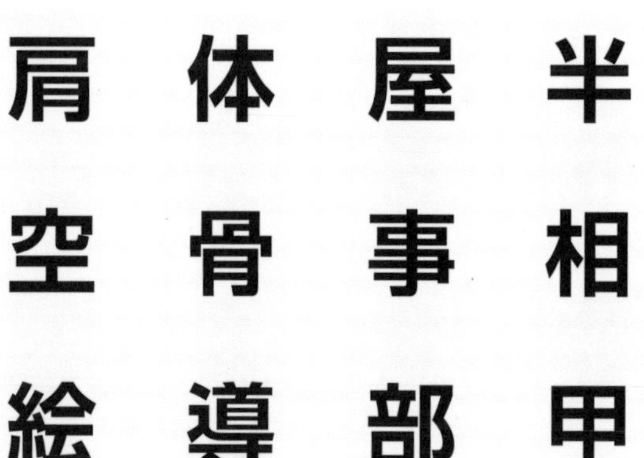

肩	体	屋	半
空	骨	事	相
絵	導	部	甲

① ② ③ ④

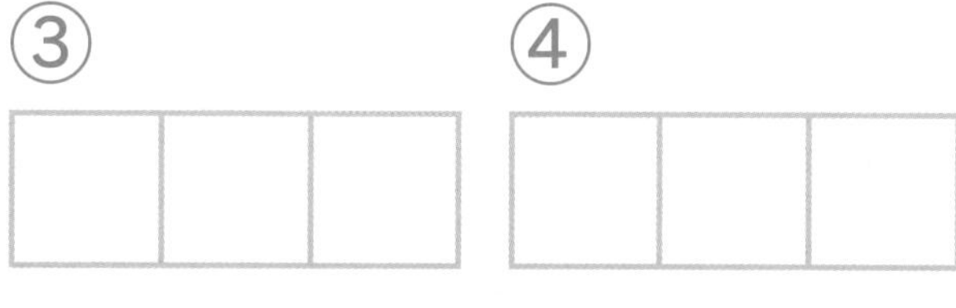

❷

絶	天	不	眠
調	知	鬼	好
睡	親	邪	薬

⑤ ⑥ ⑦ ⑧

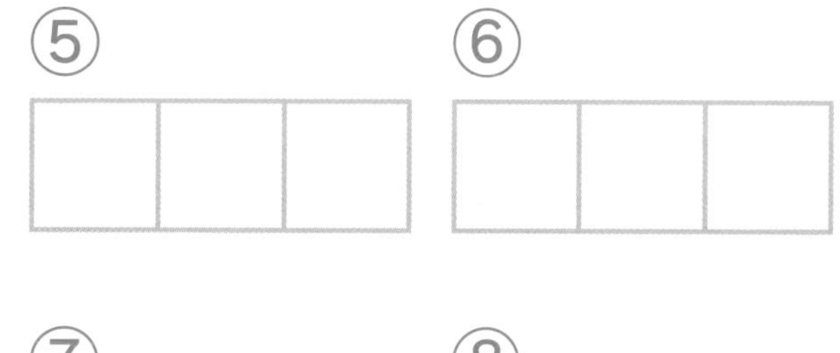

❸

千	味	話	蒲
鶴	英	世	意
深	下	公	羽

⑨ ⑩ ⑪ ⑫

解答
❶①～④相部屋・半導体・絵空事・肩甲骨、❷⑤～⑧天邪鬼・親不知・睡眠薬・絶好調、
❸⑨～⑫意味深・下世話・蒲公英・千羽鶴

脳活ポイント

前頭前野を養い集中力が向上!

答えとなる三字熟語を思い出すために脳の想起力が鍛えられるほか、集中してどんどん取り組めるので、脳の司令塔である前頭前野の活性化にも役立ち、漢字力が強まる効果も期待できます。

目標時間

50代まで	60代	70代以上
25分	35分	45分

正答数 ／24問

かかった時間 分

④

西	剋	寝	忍
部	上	下	池
坊	劇	朝	不

⑬ □□□

⑭ □□□

⑮ □□□

⑯ □□□

⑤

歌	猫	鎮	魂
威	感	実	棒
瓜	顔	泥	圧

⑰ □□□

⑱ □□□

⑲ □□□

⑳ □□□

⑥

発	運	酒	首
手	村	市	転
脳	陣	町	泡

㉑ □□□

㉒ □□□

㉓ □□□

㉔ □□□

解答

④⑬〜⑯下剋上・朝寝坊・不忍池・西部劇、⑤⑰〜⑳威圧感・瓜実顔・鎮魂歌・泥棒猫、⑥㉑〜㉔運転手・市町村・首脳陣・発泡酒

5日目 チラリ四字熟語

実践日

月　日

難易度❸★★★☆☆

各問、漢字が４個バラバラに並んでいますが、漢字の一部分しか見えていません。それぞれの漢字を推測し、四字熟語になるよう並べ替えてください。各ページのリストにある36文字の漢字が使われています。

❶～❾のリスト

土	謝	行	利	歩	安	聖	極	言	私	私	人
陳	先	天	穏	無	変	実	手	事	月	楽	新
浄	君	日	必	地	子	異	勝	代	進	不	欲

❶ 答え

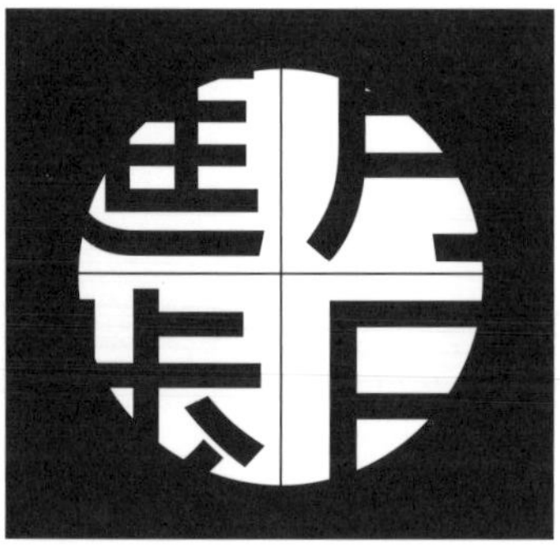

❷ 答え

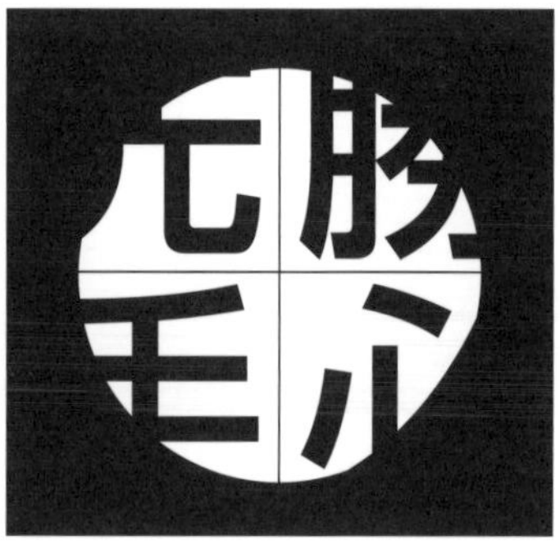

❸ 答え

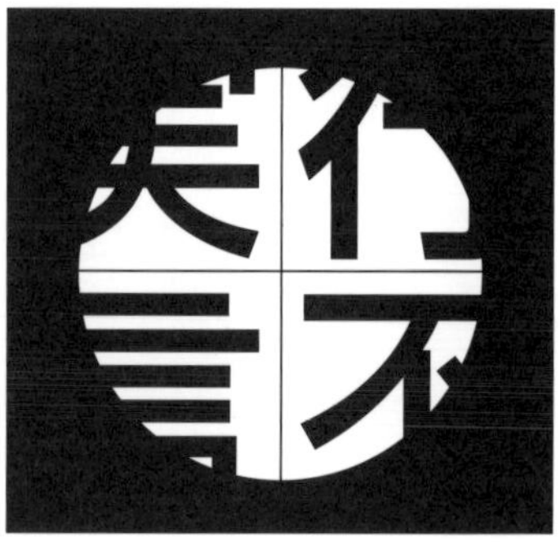

❹ 答え

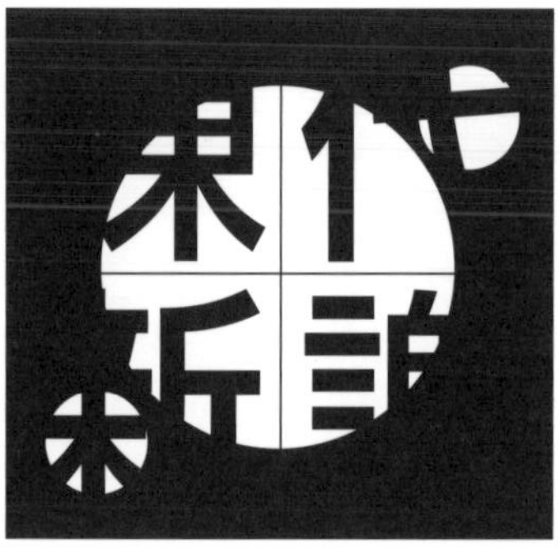

❺ 答え

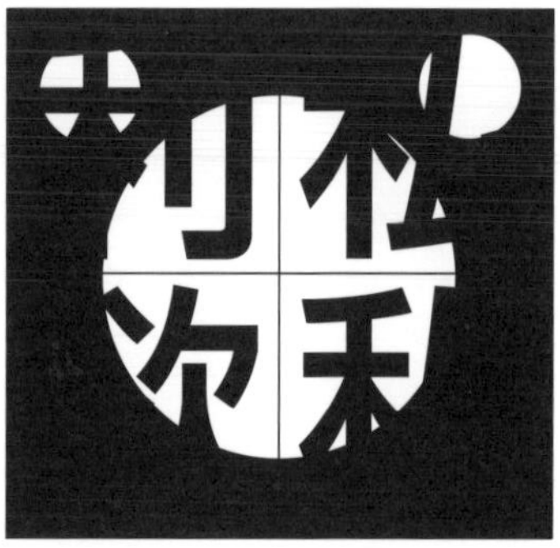

❻ 答え

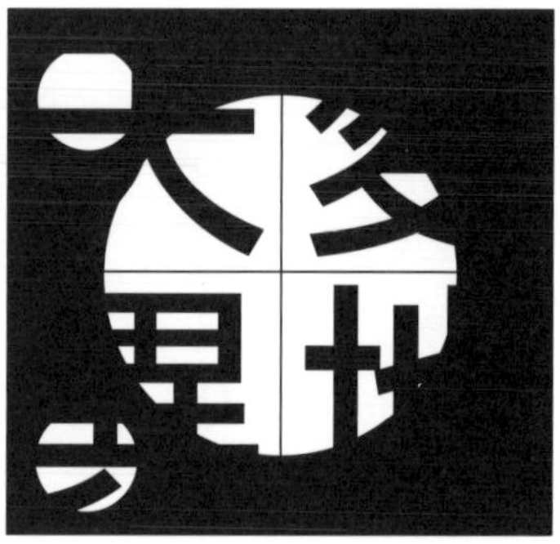

❼ 答え

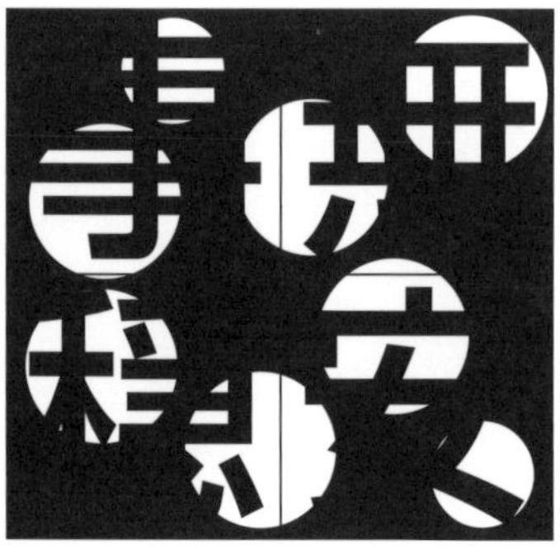

❽ 答え

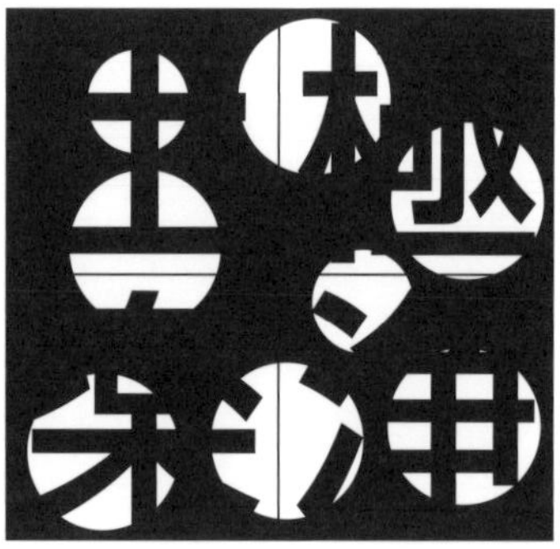

❾ 答え

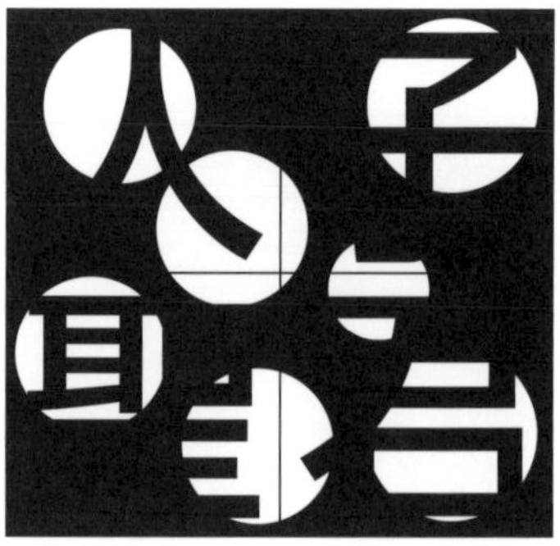

解答 ❶日進月歩、❷先手必勝、❸不言実行、❹新陳代謝、❺私利私欲、❻天変地異、❼安穏無事、❽極楽浄土、❾聖人君子

脳活ポイント

想起力やイメージ力を鍛錬

穴からチラリと見えている４つの漢字から全体を推測することで、脳のイメージ力や想起力が鍛えられます。また、注意力や推理力、直感力を養うこともできると考えられます。

目標時間

50代まで	60代	70代以上
20分	25分	30分

正答数　／18問

かかった時間　分

⑩～⑱のリスト

賞	繚	工	団	倫	寒	夫	縫	花	天	罰	力
自	蓮	足	創	結	絶	托	衣	一	一	然	百
熱	生	意	必	無	乱	信	泰	精	致	若	頭

⑩

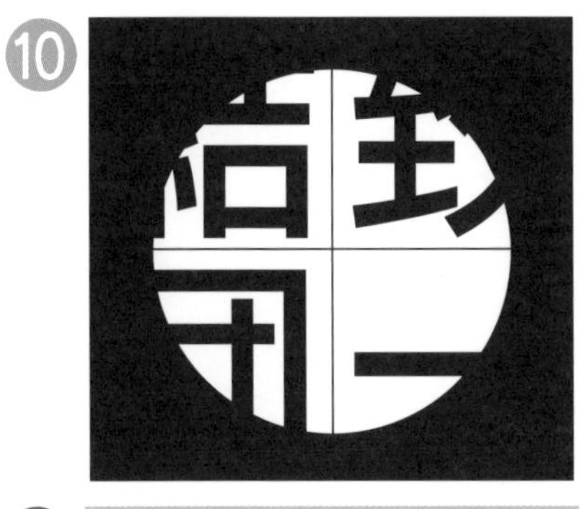

答え

⑪

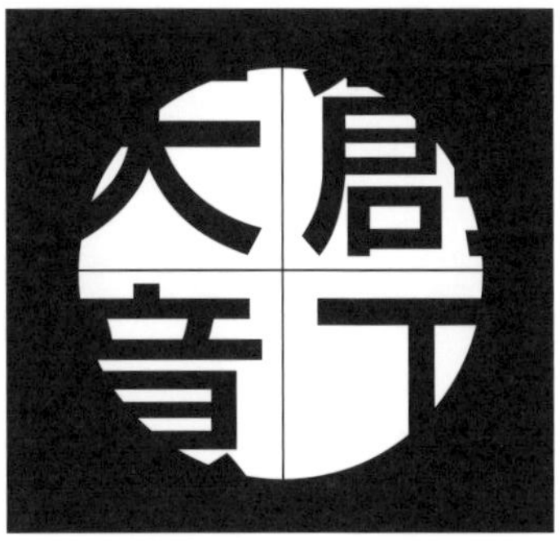

答え

⑫

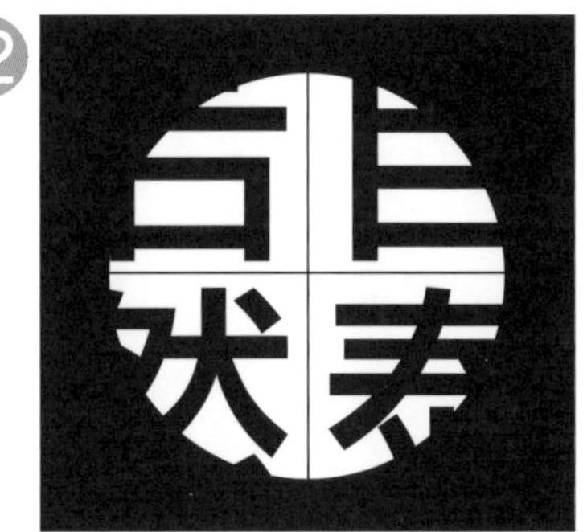

答え

⑬

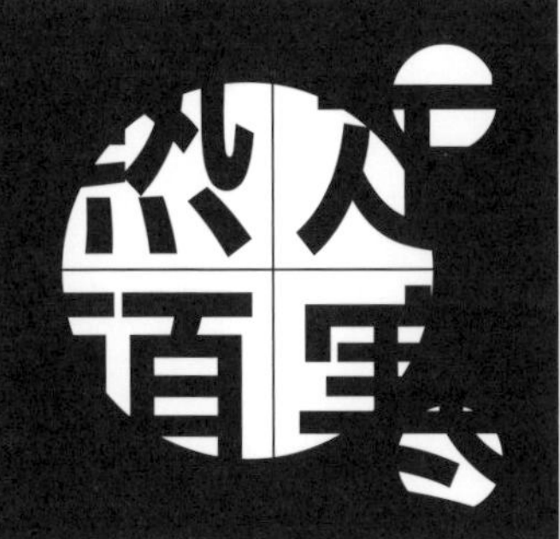

答え

⑭

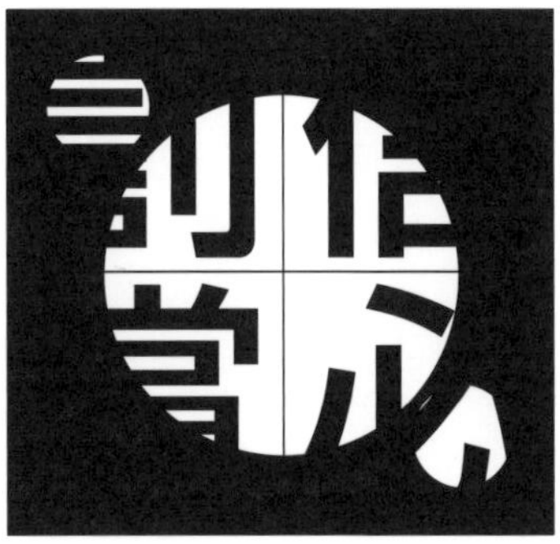

答え

⑮

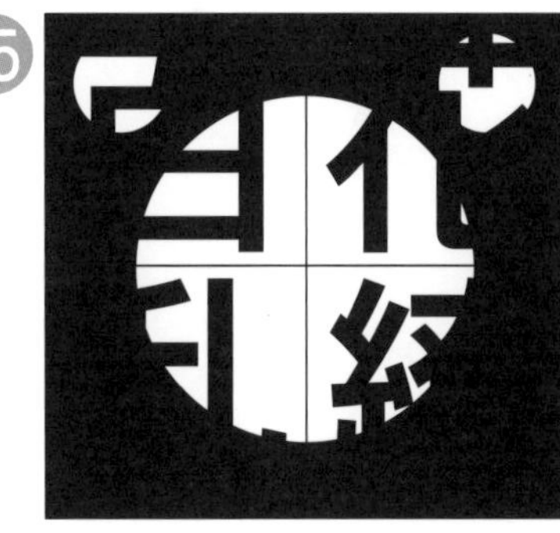

答え

⑯

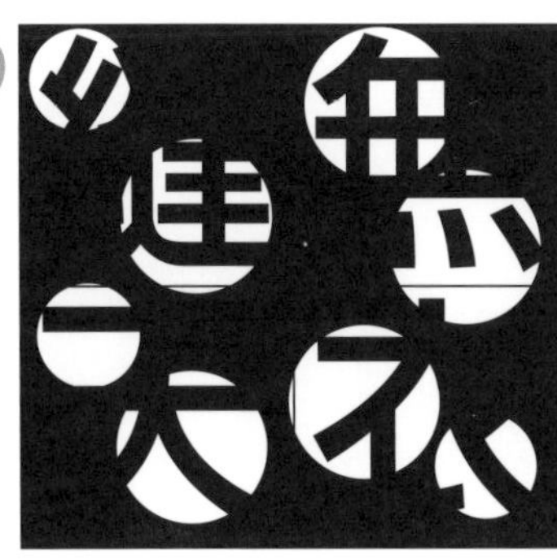

答え

⑰

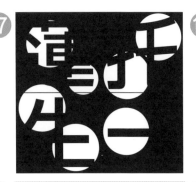

答え

⑱

答え

解答　⑩一致団結、⑪創意工夫、⑫泰然自若、⑬頭寒足熱、⑭信賞必罰、⑮百花繚乱、⑯天衣無縫、⑰一蓮托生、⑱精力絶倫

6日目 意味から熟語探し

実践日

月　　日

難易度③★★★☆☆

A～Dは、❶～❼の問題で構成されています。❶～❼の説明を読み、それがどんな三字熟語、もしくは四字熟語を示すか、推測してください。リスト部分にある7つの漢字は❶～❼に1つずつ用います。

A

Aのリスト　未　傘　足　値　頭　万　市

❶血液中のブドウ糖の濃度　□糖□

❷いつも布団を敷いてある状態　□年□

❸新商品や試供品を置いた展示会　見□□

❹子どもが大事に育てられること　乳□□□

❺必要な物をすべて自分でまかなうこと　□給□□

❻聞いたことがないような珍しいこと　□代□□

❼ひたすらお詫びすること　□身□□

B

Bのリスト　社　立　世　無　光　年　罰

❶やりたいと名乗り出ること　□□補

❷取るに足らない不平・愚痴　□迷□

❸若いくせに老人じみた言動をする人　□□寄

❹相手に好感を抱かせるお世辞　□□辞□

❺もはや議論する必要がないこと　問□□□

❻自分の才能を隠し目立たないこと　□□□塵

❼善行をほめ、悪行を罰すること　□賞□□

解答
A ❶血糖値、❷万年床、❸見本市、❹乳母日傘、❺自給自足、❻前代未聞、❼平身低頭
B ❶立候補、❷世迷言、❸若年寄、❹社交辞令、❺問答無用、❻和光同塵、❼信賞必罰

脳活ポイント

推理力と記憶力を同時に磨く

短い文章から内容を素早くくみ取り、三字熟語と四字熟語を思い出す作業です。推理力と記憶力が同時によく磨かれます。思い出すさいには、頭の中でその場面をイメージしてみましょう。

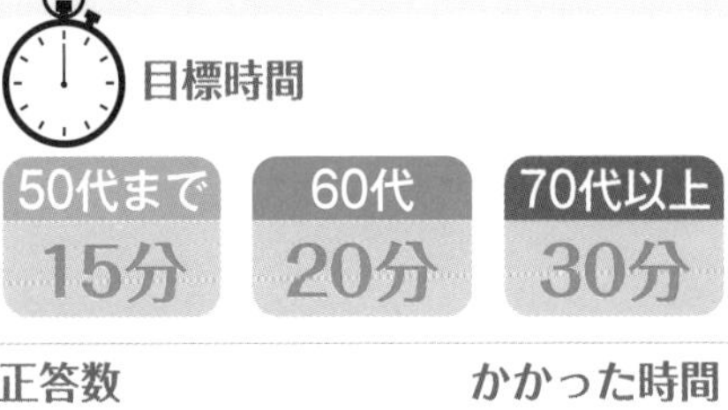

目標時間
50代まで 15分
60代 20分
70代以上 30分

正答数 ／28問　かかった時間 分

C

Cのリスト　筆　誉　理　路　遇　直　無

① 出口がなく行きづまること　袋□□

② 手紙や文章を書かないさま　□□精

③ あどけなく悪意がないこと　□邪□

④ 実際に役に立たない考え　□□□論

⑤ めったに訪れない好機　□載□□

⑥ 失った名声を取り戻すこと　□□挽□

⑦ すぐ本題に入ること　□刀□□

D

Dのリスト　面　戦　玉　舟　楼　枝　未

① 日天に届くほど高い超高層建物　摩□□

② 将来どうなるか予測がつかないこと　□□数

③ 無愛想な顔。不平な顔つき　仏□□

④ 絶対的な寄りどころの規律・法律　金□□□

⑤ 敵味方が同じ境遇になること　□越□□

⑥ 本質からはずれたささいな部分　□□□節

⑦ 多人数にものをいわせて行う方法　□海□□

解答　C ①袋小路、②筆不精、③無邪気、④空理空論、⑤千載一遇、⑥名誉挽回、⑦単刀直入
D ①摩天楼、②未知数、③仏頂面、④金科玉条、⑤呉越同舟、⑥枝葉末節、⑦人海戦術

7日目 四字熟語間違い探し

実践日

月　日

難易度④★★★★☆

四字熟語の４つの漢字のうち、それぞれ１～３個、読み方が同じだけの間違った漢字が使われています。各問の左側の数が、間違った漢字の個数です。正しい四字熟語を書いてください。

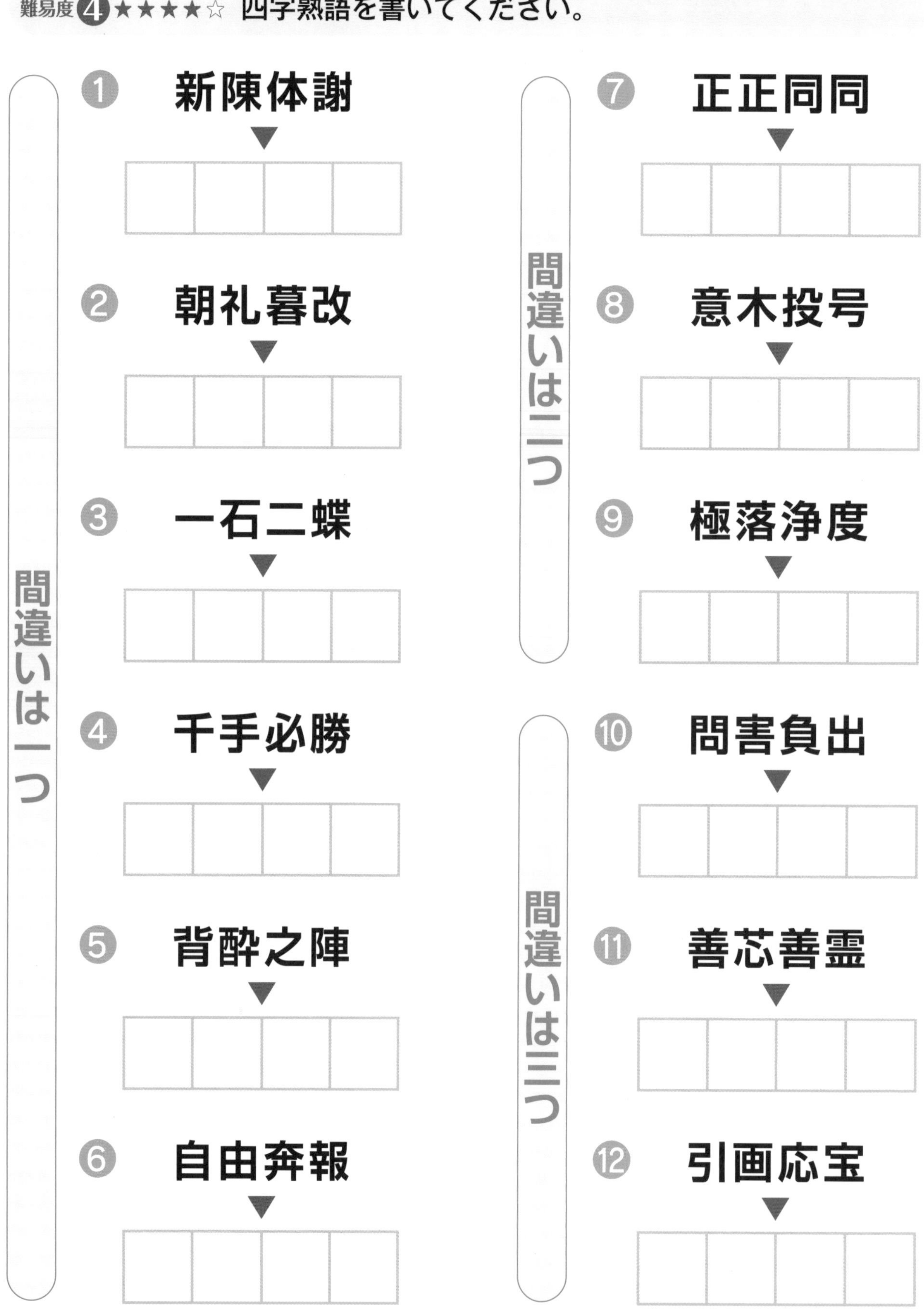

解答 ❶新陳代謝、❷朝令暮改、❸一石二鳥、❹先手必勝、❺背水之陣、❻自由奔放、❼正正堂堂、❽意気投合、❾極楽浄土、❿門外不出、⓫全身全霊、⓬因果応報

脳活ポイント

日常で注意力が発揮される

正しいようで間違っている問題をいくつも解くうちに、自然と注意力が鍛えられます。毎日続けていると、ふだんから文字や言葉に気をつける習慣がつき、正しい判断・選択ができるようになります。

目標時間

50代まで	60代	70代以上
25分	30分	35分

正答数　／24問　かかった時間　分

間違いは一つ

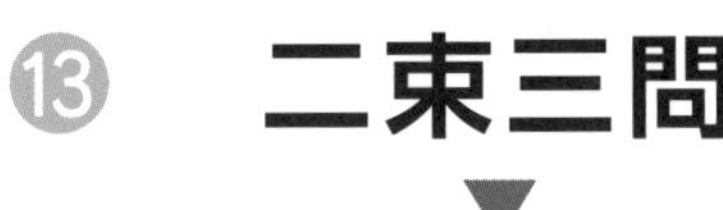

⑬ 二束三問

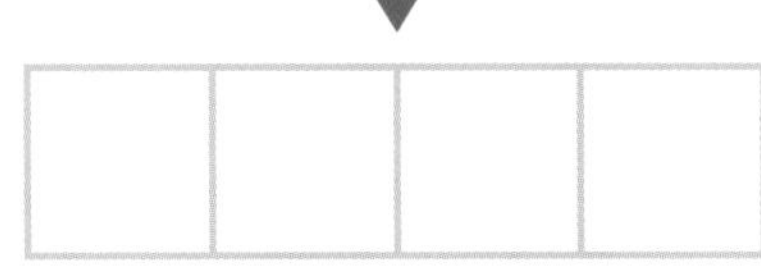

⑭ 酒池肉厘

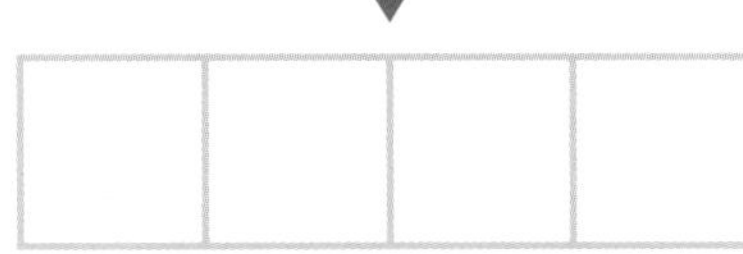

⑮ 年高序列

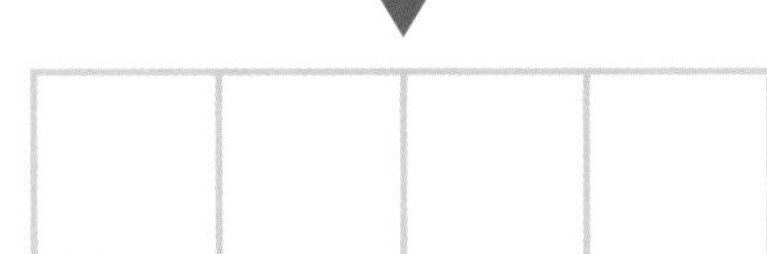

⑯ 孤立無縁

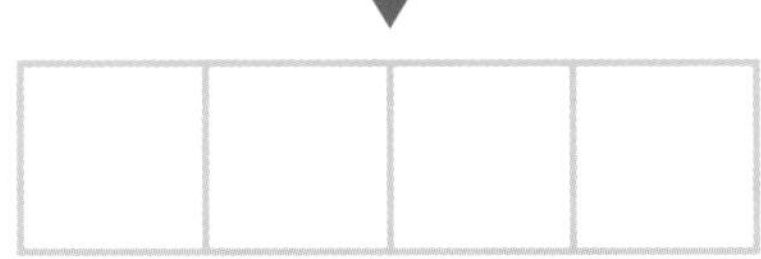

⑰ 温古知新

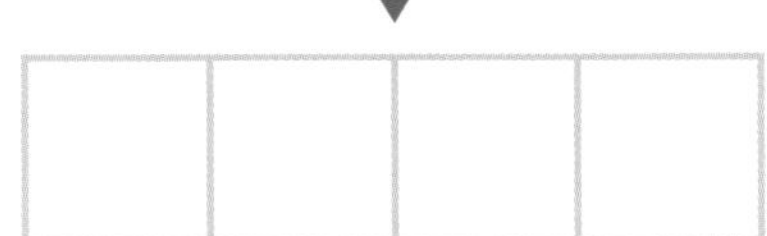

⑱ 叱咤激礼

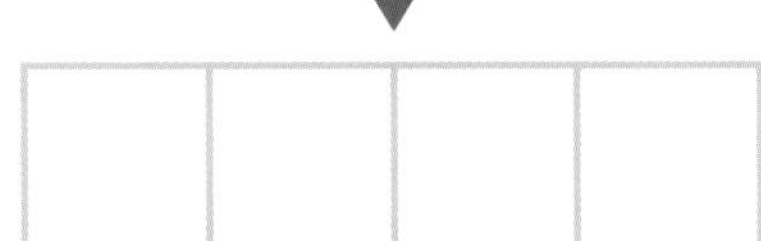

間違いは二つ

⑲ 晴公雨独

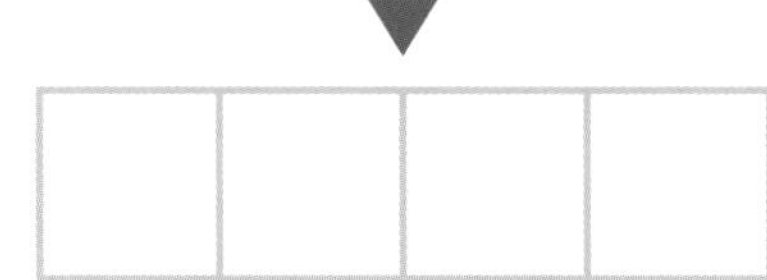

⑳ 上位下辰

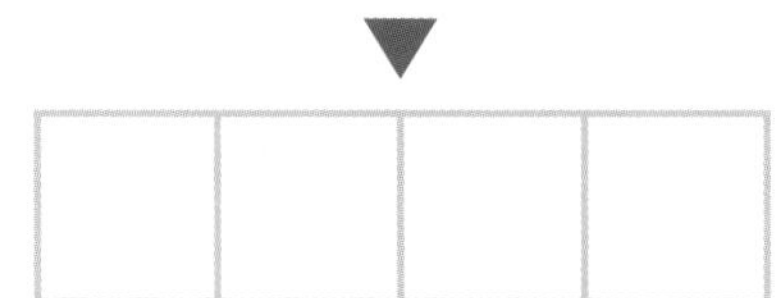

㉑ 転心爛漫

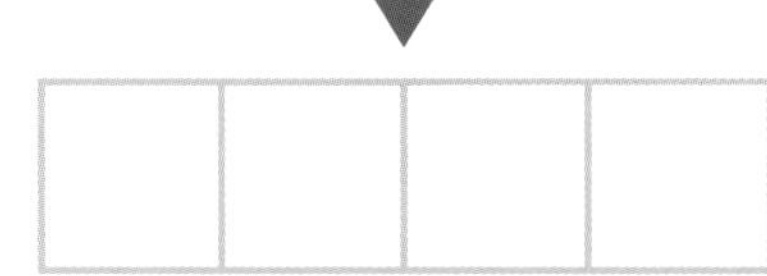

間違いは三つ

㉒ 全渡他難

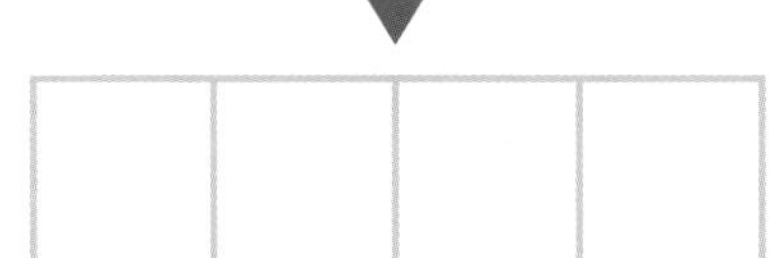

㉓ 公眼無知

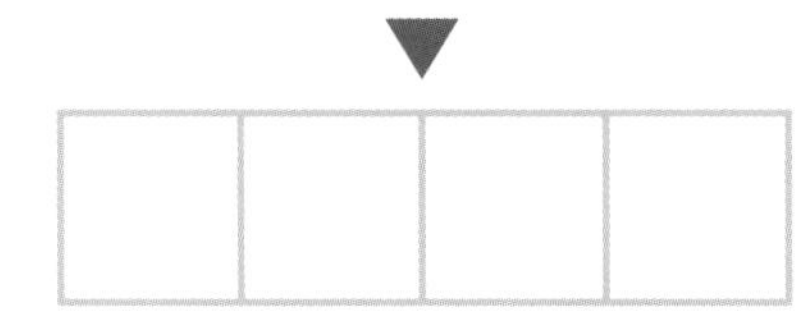

㉔ 慢心躁痍

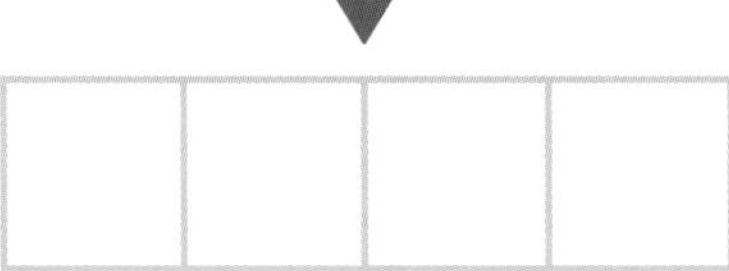

解答　⑬二束三文、⑭酒池肉林、⑮年功序列、⑯孤立無援、⑰温故知新、⑱叱咤激励、⑲晴耕雨読、⑳上意下達、㉑天真爛漫、㉒前途多難、㉓厚顔無恥、㉔満身創痍

8日目

鏡文字熟語クイズ

実践日　月　日

難易度❸★★★☆☆

各問、鏡に映すと正しい文字になる「鏡文字」が表示されています。鏡文字を頭の中で正しい文字に変換したうえで、すべての文字を1度使って3文字・4文字・5文字の熟語を作ってください。

❶

載	権	合	基
遇	人	千	一
本	葉	的	言

①
②
③

❷

混	素	私	二
公	量	無	同
炭	化	感	酸

①
②
③

❸

人	事	笑	美
常	顔	飯	破
一	茶	局	日

①
②
③

❹

発	料	身	度
中	水	百	百
飲	涼	支	清

①
②
③

解答 ❶①合言葉②千載一遇③基本的人権、❷①感無量②公私混同③二酸化炭素、❸①美人局②破顔一笑③日常茶飯事、❹①身支度②百発百中③清涼飲料水

脳活ポイント

右脳が刺激され直感力アップ!

左右に裏返された鏡文字を読み取ることで、イメージ力をつかさどる右脳が刺激され、直感力が大いに磨かれます。また、想起力と語彙力、想像力も同時に鍛えることができます。

目標時間

50代まで	60代	70代以上
15分	25分	30分

正答数 ／24問　かかった時間 分

⑤

人	八	気	生
場	意	子	球
園	美	甲	方

①
②
③

⑥

横	地	縦	恐
無	症	居	所
高	心	尽	怖

①
②
③

⑦

汰	遠	距	行
無	諸	愛	沙
音	恋	離	常

①
②
③

⑧

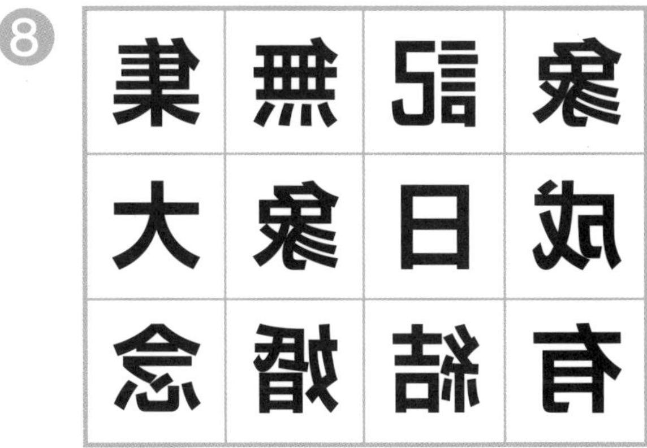

①
②
③

解答 ⑤①生意気②八方美人③甲子園球場、⑥①居心地②縦横無尽③高所恐怖症、⑦①音沙汰②諸行無常③遠距離恋愛、⑧①集大成②有象無象③結婚記念日

9日目 同音二字熟語探し

実践日

月　日

難易度3★★★☆☆

Ⓐ とⒷの□□には、同じ読みの二字熟語が入りますが、意味も漢字も違います。前後の文脈から推測して、ⒶⒷそれぞれの解答欄に正しい二字熟語を書き込んでください。

1
Ⓐ 長年の研究の□□を発表した。
Ⓑ 五輪の□□ランナーは誰がいいだろう。

Ⓐ□□　Ⓑ□□

2
Ⓐ 彼女は君に□□を寄せているらしい。
Ⓑ そんな卑劣な□□は許せない。

Ⓐ□□　Ⓑ□□

3
Ⓐ いい□□なのでチャレンジしよう。
Ⓑ 工場の□□を操作する。

Ⓐ□□　Ⓑ□□

4
Ⓐ 領収書の虚偽記載について□□する。
Ⓑ □□を踏まえて平等について議論する。

Ⓐ□□　Ⓑ□□

5
Ⓐ □□工夫して企画を練る。
Ⓑ 見解の□□でケンカになった。

Ⓐ□□　Ⓑ□□

6
Ⓐ 10対0と試合は□□だった。
Ⓑ この玩具の□□年齢は6歳未満だ。

Ⓐ□□　Ⓑ□□

7
Ⓐ □□錯誤のすえ、結論を出した。
Ⓑ あれこれと□□を巡らせた。

Ⓐ□□　Ⓑ□□

8
Ⓐ 選挙のさいは□□政党に票を入れる。
Ⓑ 上司の□□を待つことにした。

Ⓐ□□　Ⓑ□□

解答 1Ⓐ成果Ⓑ聖火、2Ⓐ好意Ⓑ行為、3Ⓐ機会Ⓑ機械、4Ⓐ精査Ⓑ性差、5Ⓐ創意Ⓑ相違、6Ⓐ大勝Ⓑ対象、7Ⓐ試行Ⓑ思考、8Ⓐ支持Ⓑ指示

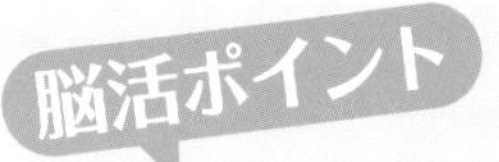

頭を使う楽しさが身につく

同じ発音でも意味が違う熟語探しは、ダジャレのようで楽しく記憶に残ります。ものを覚えるときに退屈に感じずに続けられて、集中力が鍛えられます。自分の語彙も増えて、いいことずくめです。

50代まで	60代	70代以上
20分	30分	40分

正答数　　／16問

かかった時間　　分

9 Ⓐ面接で「趣味は映画□□です」と答えた。
Ⓑ私の行動に□□するな。

Ⓐ□□　Ⓑ□□

13 Ⓐ彼の立派な態度に□□を持った。
Ⓑ取引先で名刺の□□をした。

Ⓐ□□　Ⓑ□□

10 Ⓐ人工□□の打ち上げに成功した。
Ⓑ料理のときは□□面に注意しよう。

Ⓐ□□　Ⓑ□□

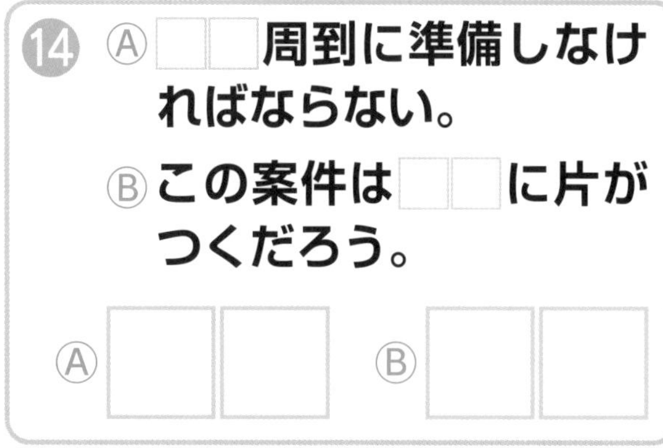

14 Ⓐ□□周到に準備しなければならない。
Ⓑこの案件は□□に片がつくだろう。

Ⓐ□□　Ⓑ□□

11 Ⓐ人事□□で東京勤務になった。
Ⓑ部屋の模様替えをして本棚を□□した。

Ⓐ□□　Ⓑ□□

15 Ⓐこのグッズは□□限定で購入できるらしい。
Ⓑ腸はとても大事な消化□□だ。

Ⓐ□□　Ⓑ□□

12 Ⓐ彼女はとても親孝行なので□□した。
Ⓑ世間の□□が高い出来事。

Ⓐ□□　Ⓑ□□

16 Ⓐ彼は昔、不良少年だったが□□した。
Ⓑ本年度の各種統計を□□労働省が発表。

Ⓐ□□　Ⓑ□□

解答　⑨Ⓐ鑑賞Ⓑ干渉、⑩Ⓐ衛星Ⓑ衛生、⑪Ⓐ異動Ⓑ移動、⑫Ⓐ感心Ⓑ関心、⑬Ⓐ好感Ⓑ交換、⑭Ⓐ用意Ⓑ容易、⑮Ⓐ期間Ⓑ器官、⑯Ⓐ更正Ⓑ厚生

漢字熟語しりとり

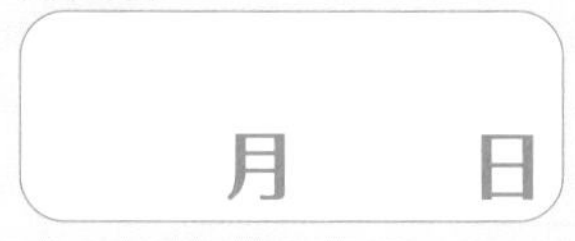

難易度❹★★★★☆

　７つの漢字を使い、二字熟語をしりとりで作ります。できた二字熟語の右側の漢字が、次の二字熟語の左側の漢字になります。答えの最初と最後の漢字は１度しか使いません。うまくつながるように埋めてください。

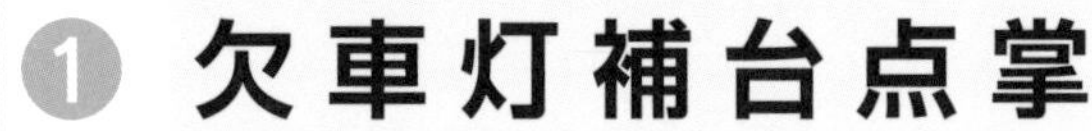

❶ 欠 車 灯 補 台 点 掌

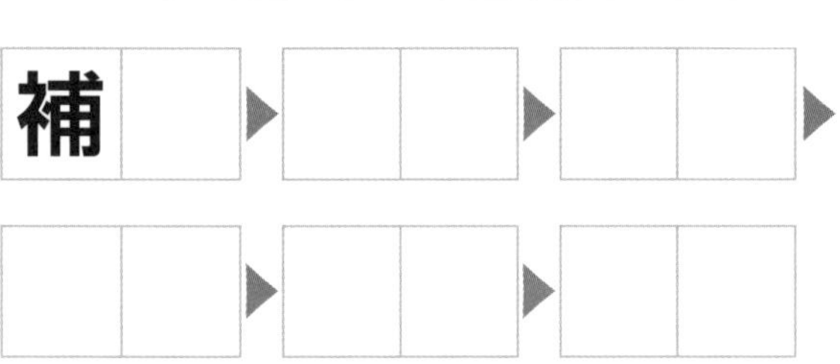

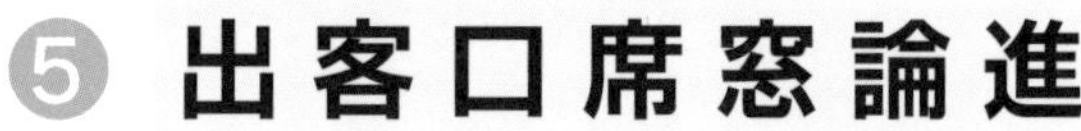

❺ 出 客 口 席 窓 論 進

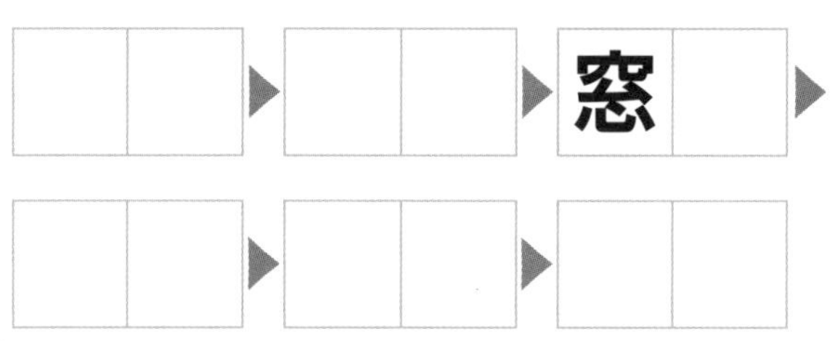

❷ 圧 秋 園 電 倒 田 立

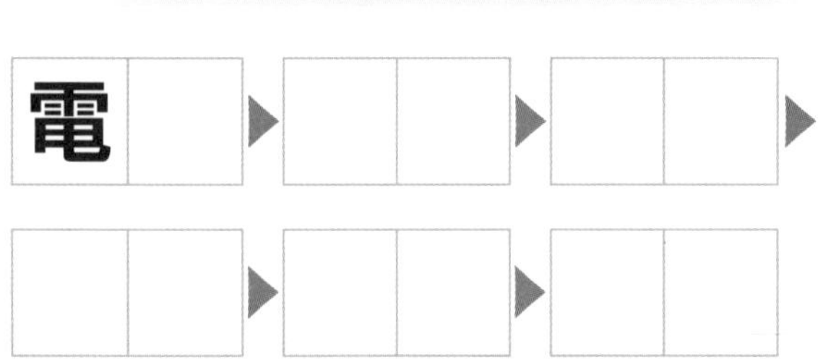

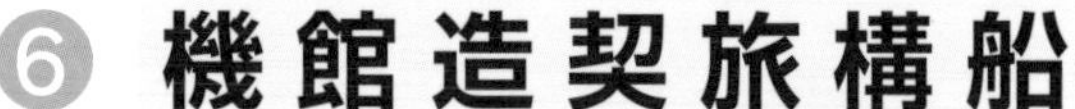

❻ 機 館 造 契 旅 構 船

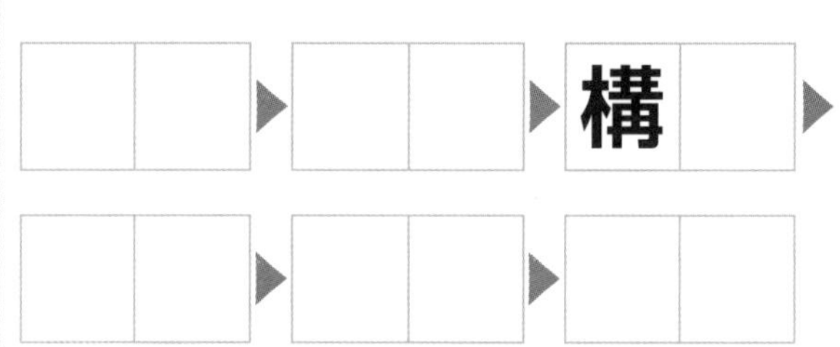

❸ 巾 波 雑 着 熱 平 乱

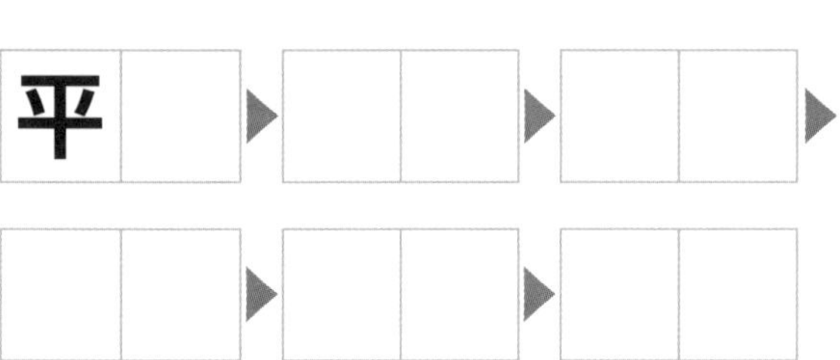

❼ 摘 引 発 退 指 芽 屈

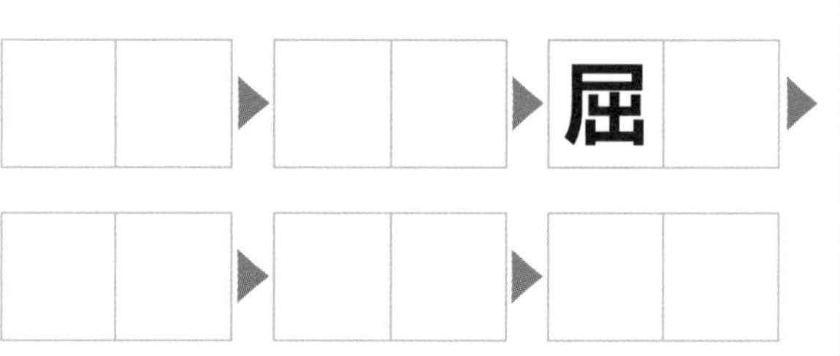

❹ 保 肉 質 豚 屋 体 養

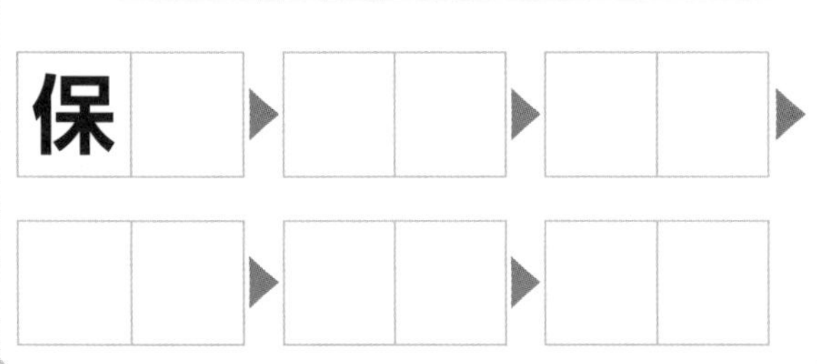

❽ 大 茎 消 歯 滅 奥 多

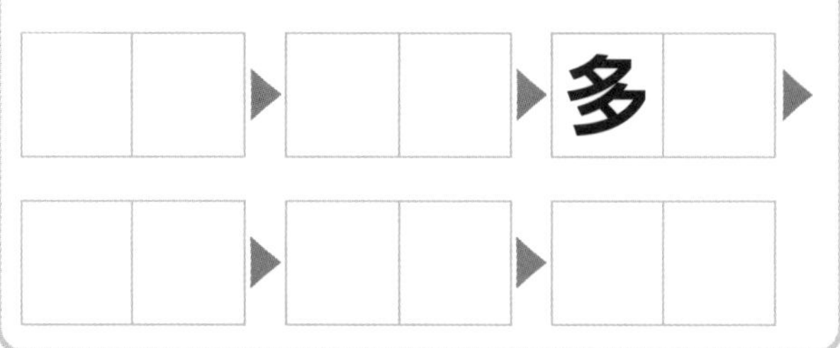

解答
❶補欠→欠点→点灯→灯台→台車→車掌、❷電圧→圧倒→倒立→立秋→秋田→田園、❸平熱→熱波→波乱→乱雑→雑巾→巾着、❹保養→養豚→豚肉→肉体→体質→質屋、❺進出→出窓→窓口→口論→論客→客席、❻契機→機構→構造→造船→船旅→旅館、❼引退→退屈→屈指→指摘→摘発→発芽、❽消滅→滅多→多大→大奥→奥歯→歯茎

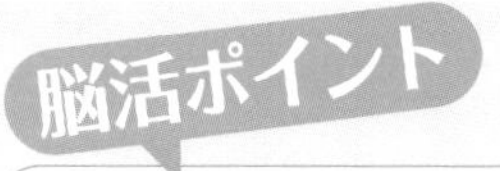

言語中枢を一段と磨く!

熟語をしりとりのようにつなげて並べることで、言語中枢である側頭葉を活性化させる効果が期待できます。また、想起力と洞察力、情報処理力も大いに鍛えられます。

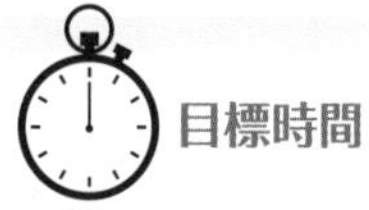

50代まで	60代	70代以上
30分	45分	60分

正答数 ／16問　かかった時間　分

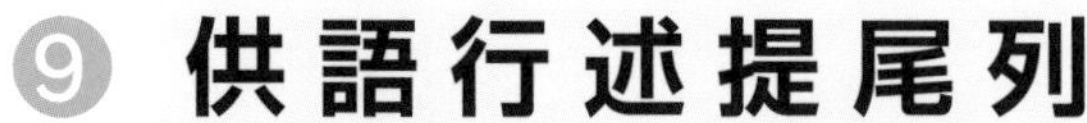
⑨ 供語行述提尾列

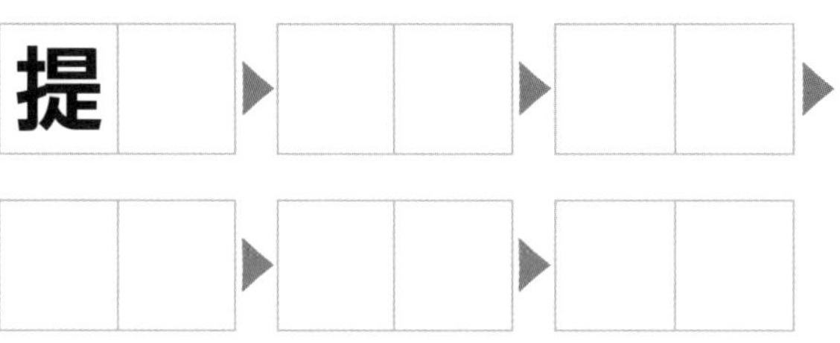

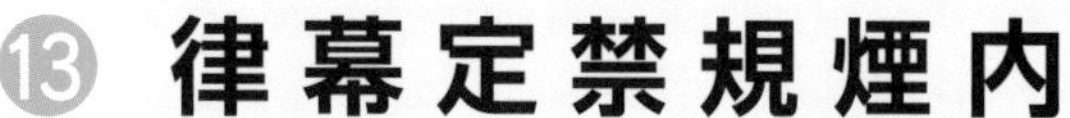
⑬ 律幕定禁規煙内

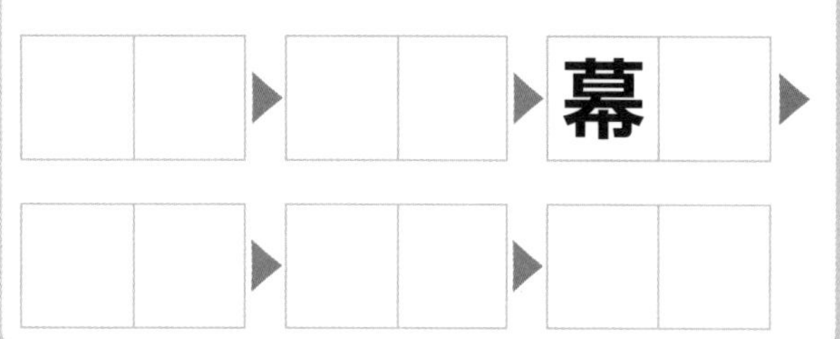

⑩ 視路独注肩特線

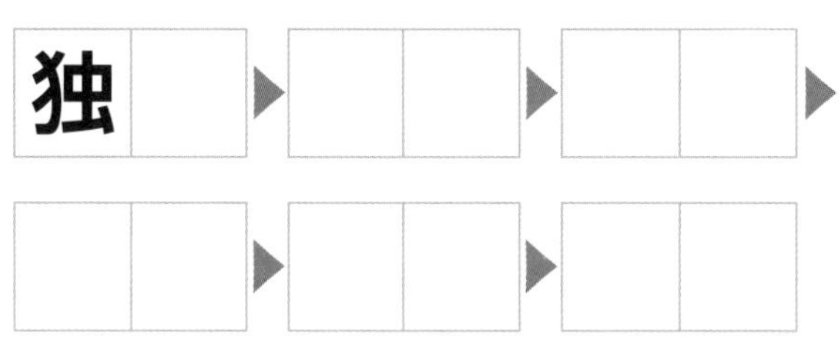

⑭ 坊会通寝主学食

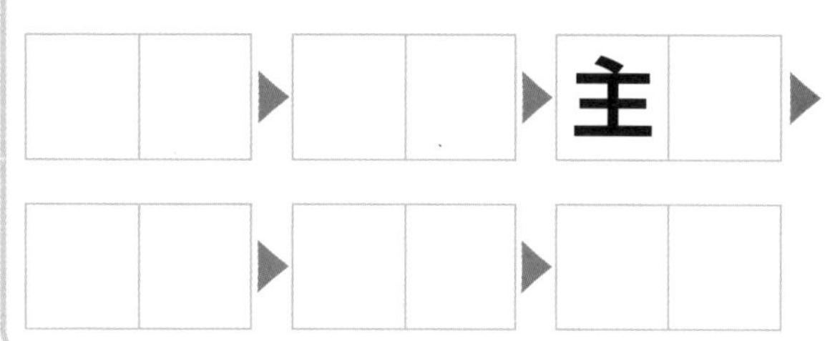

⑪ 購画前収板録買

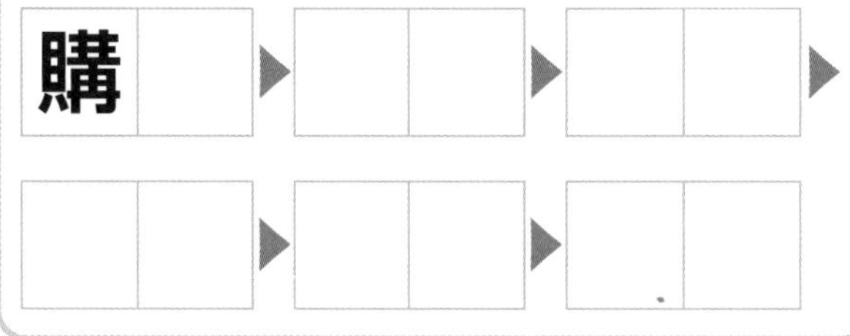

⑮ 風向車背和上中

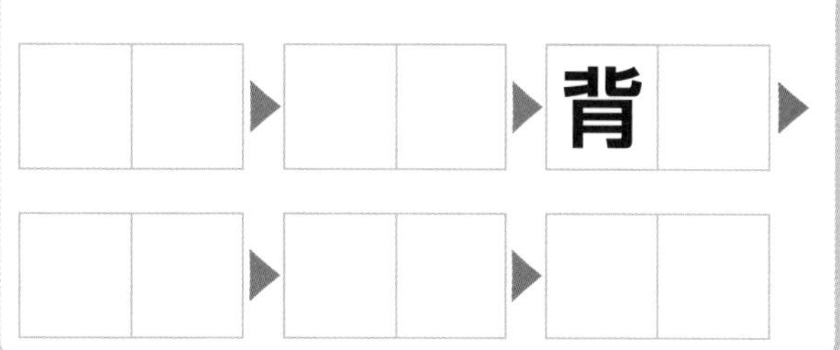

⑫ 容可意全認識決

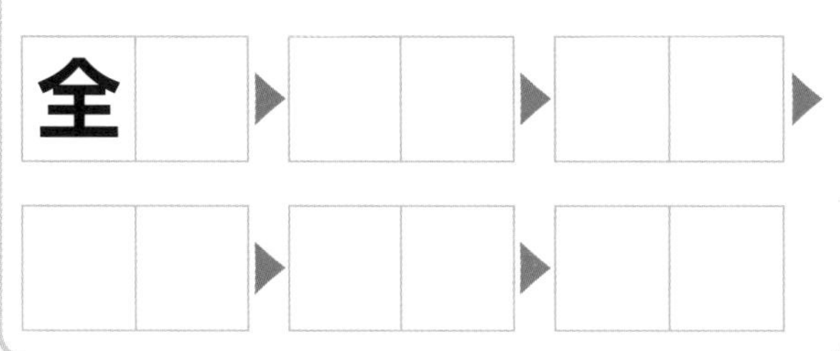

⑯ 星敷団図雲地布

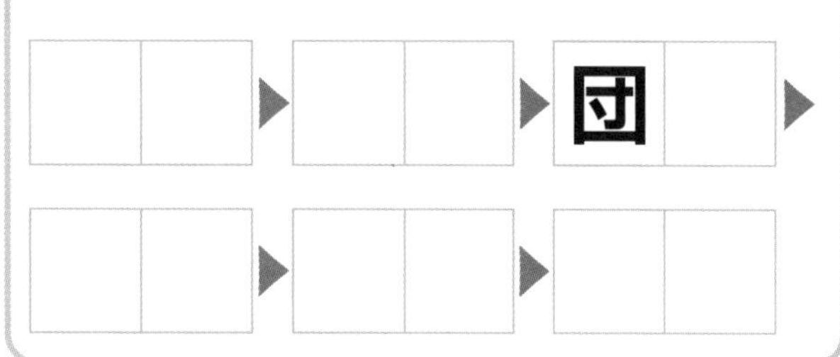

解答
⑨提供→供述→述語→語尾→尾行→行列、⑩独特→特注→注視→視線→線路→路肩、
⑪購買→買収→収録→録画→画板→板前、⑫全容→容認→認可→可決→決意→意識、
⑬禁煙→煙幕→幕内→内定→定規→規律、⑭寝坊→坊主→主食→食通→通学→学会、
⑮向上→上背→背中→中和→和風→風車、⑯敷布→布団→団地→地図→図星→星雲

11日目 漢字ジグソー

実践日

月　　日

難易度④★★★★☆

各問、ある１つの漢字が３～４つの断片に分かれています。それらのピースを頭の中で組み合わせ、元の漢字１字を当ててください。まず、答えの漢字を思い浮かべ、問題と照らし合わせると答えやすいでしょう。

①　答え

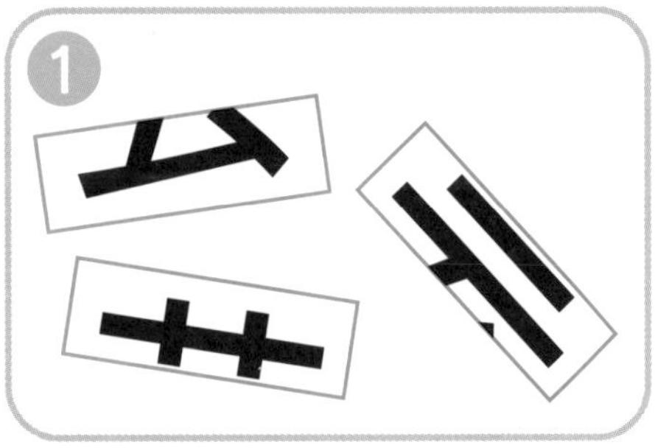

⑥　答え

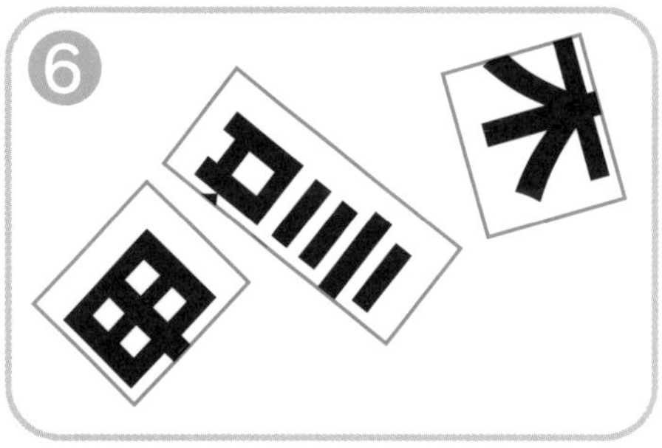

②　答え

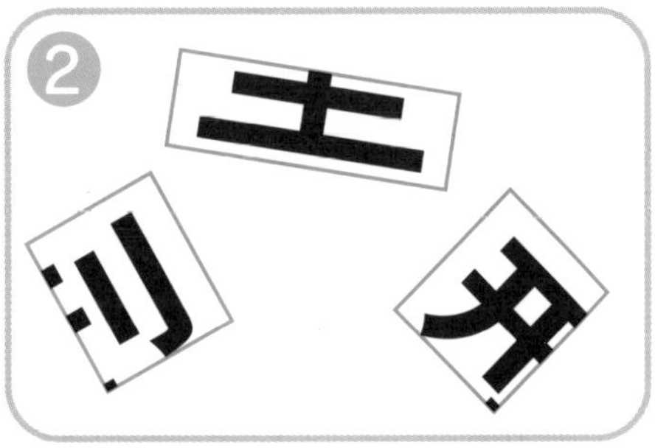

⑦　答え

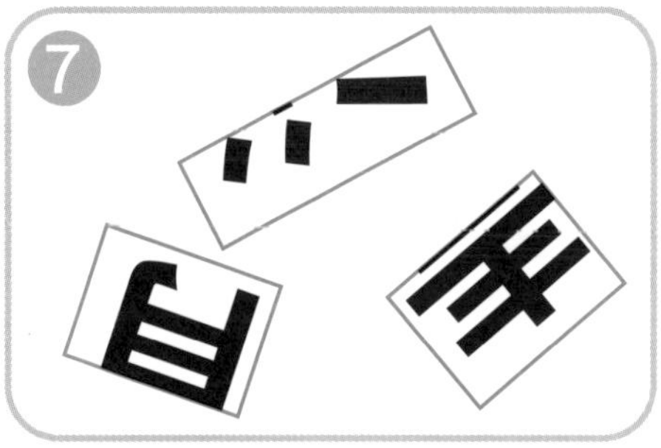

③　答え

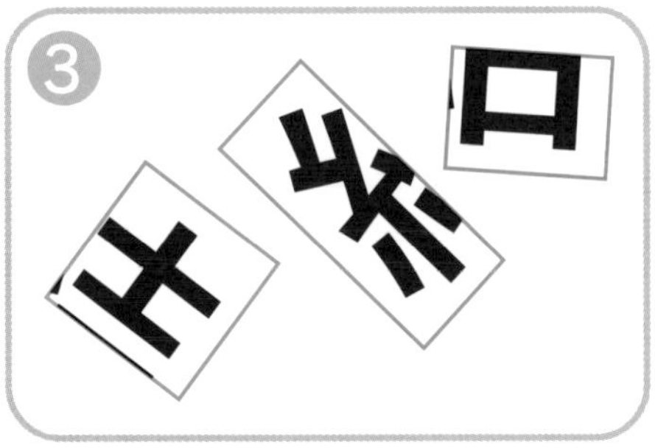

⑧　答え

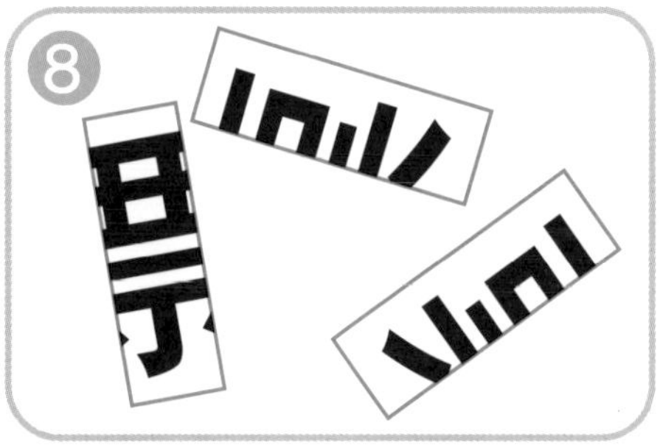

④　答え

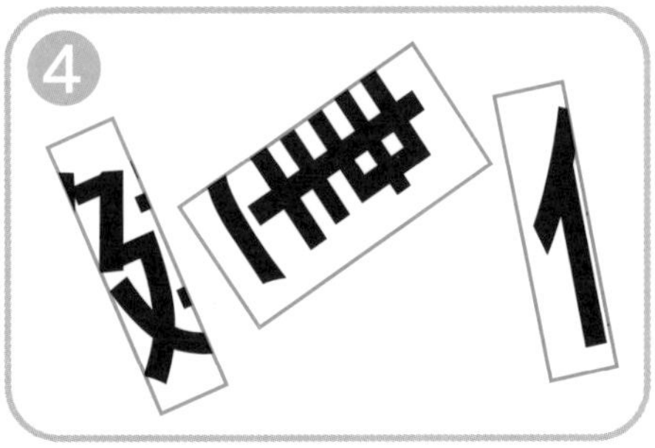

⑨　答え

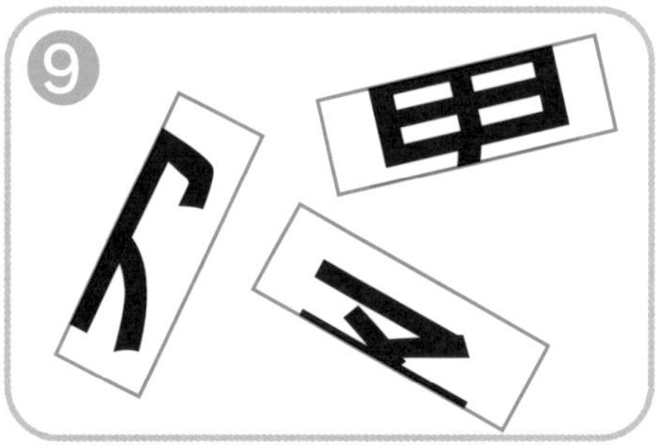

⑤　答え

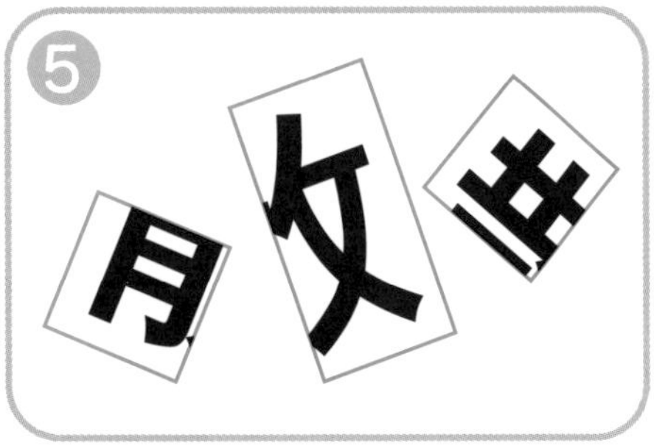

⑩　答え

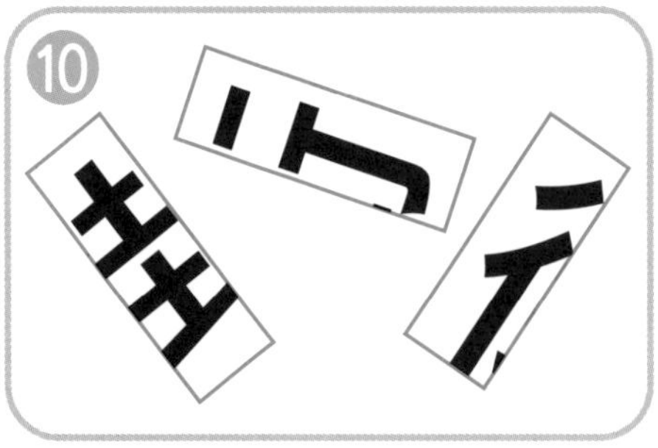

解答　①芸、②型、③結、④健、⑤散、⑥課、⑦清、⑧票、⑨勇、⑩街

脳活ポイント

直感力も漢字力も鍛える！

頭の中で完成図をイメージしたり、ピースの組み合わせを直感的に判断したりするため、イメージ力や直感力を担う右脳の活性化に役立つほか、想起力・判断力も養われます。

目標時間

50代まで	60代	70代以上
30分	40分	50分

正答数 ／20問

かかった時間 分

⑪

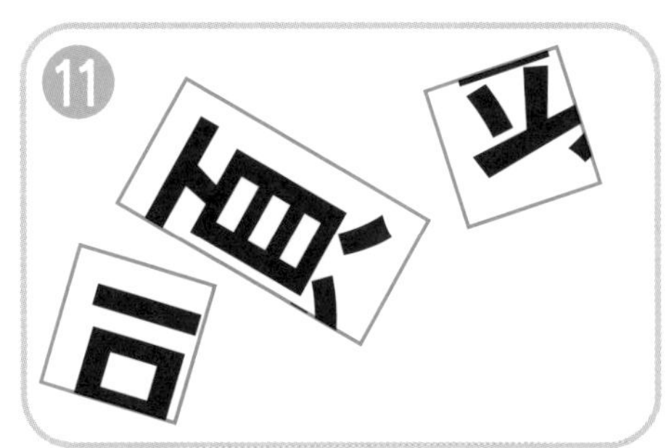

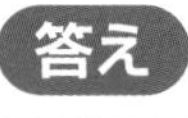

答え

⑯

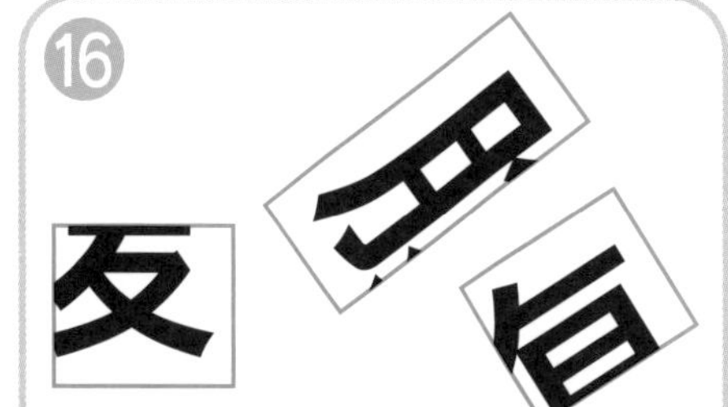

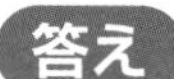

答え

⑫

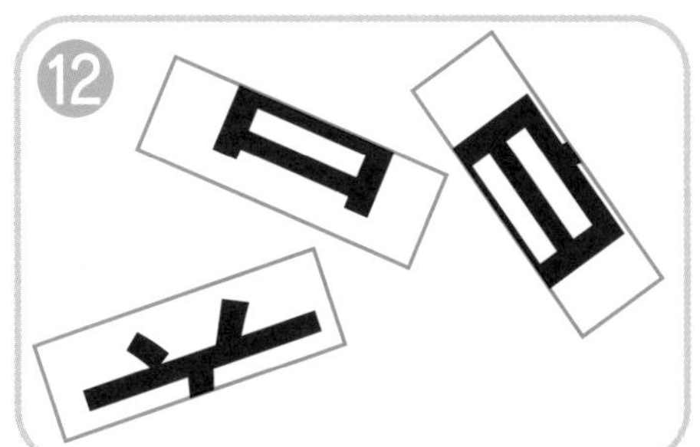

答え

⑰

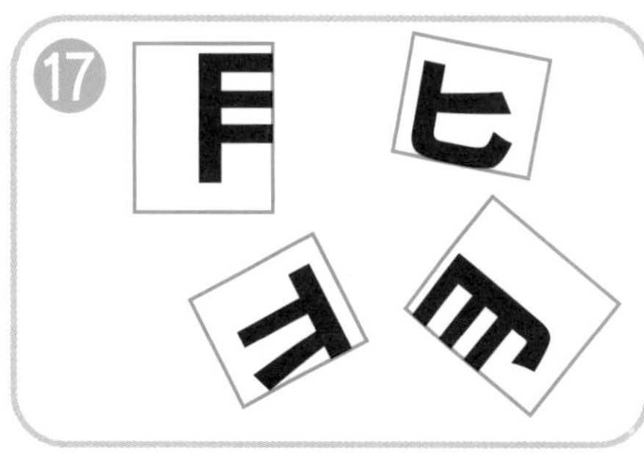

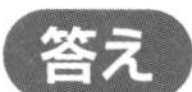

答え

⑬

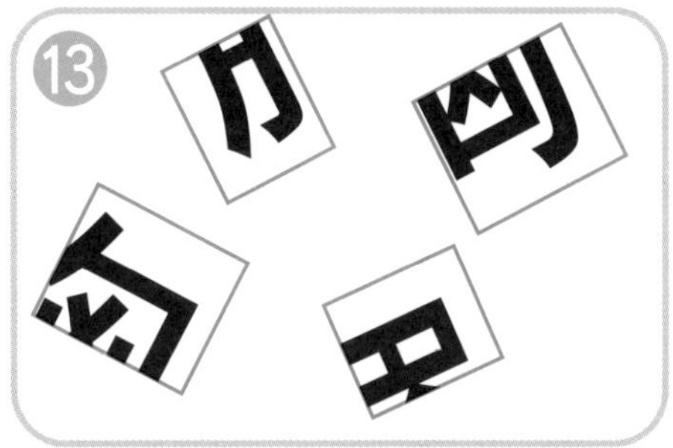

答え

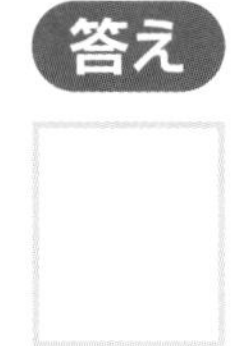

⑱

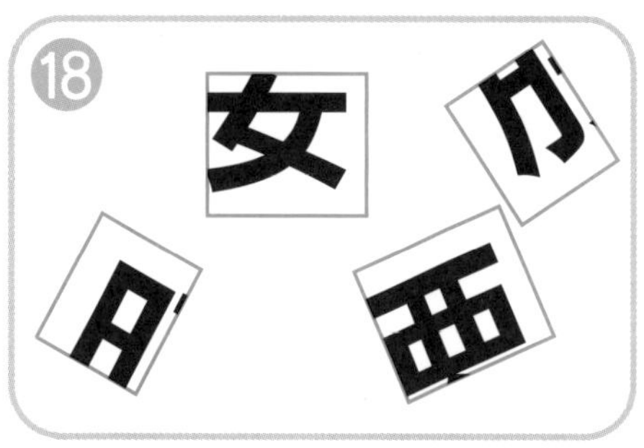

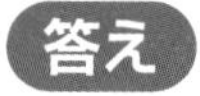

答え

⑭

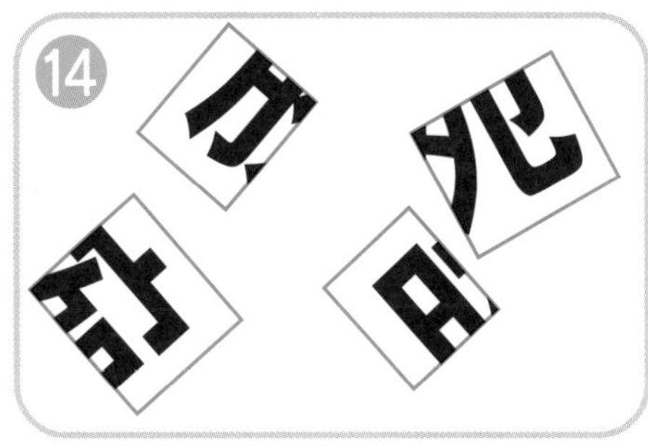

答え

⑲

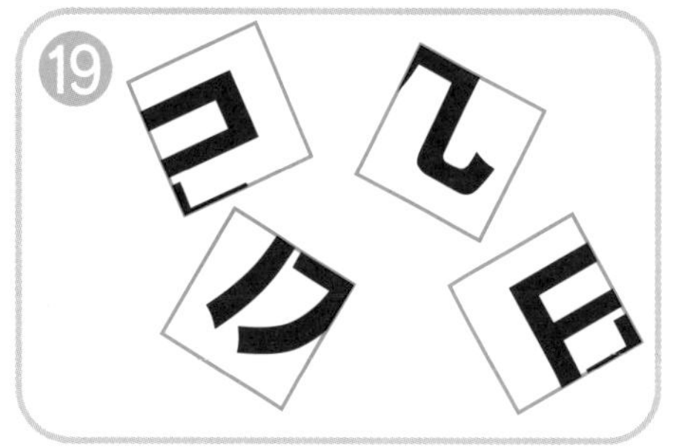

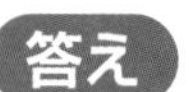

答え

⑮

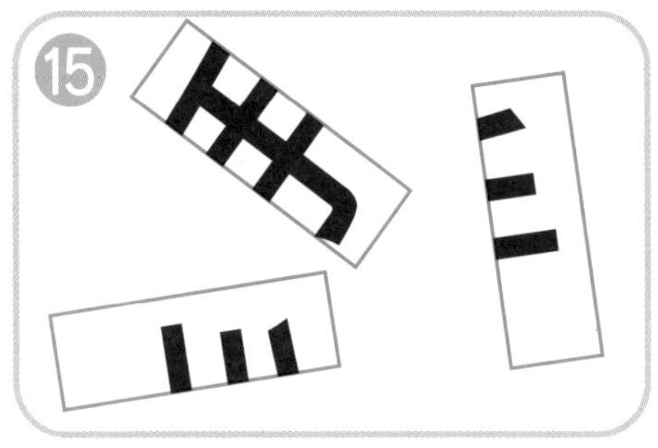

答え

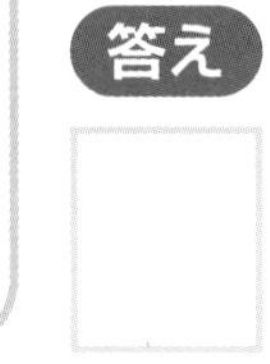

⑳

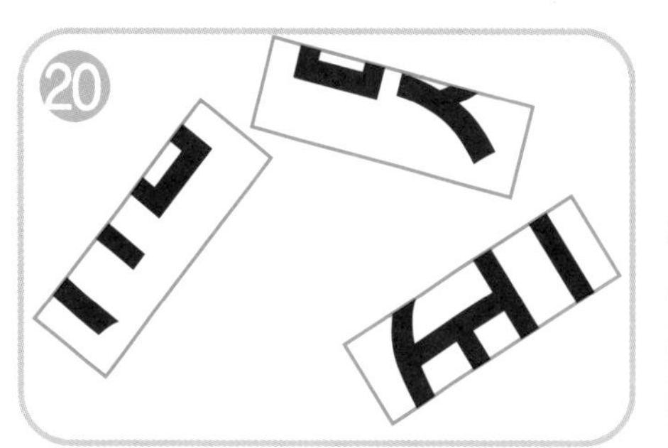

答え

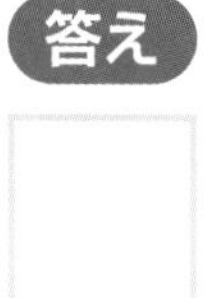

解答 ⑪頭、⑫首、⑬胸、⑭腕、⑮手、⑯腹、⑰背、⑱腰、⑲尻、⑳足

12日目 立体漢字パズル

実践日

月　日

難易度❸★★★☆☆

❶～❼、⑩～⑯には、さまざまな方向から見た立体の漢字1文字が提示されています。その漢字が何かを答えるとともに、解答となっている7つの漢字を1つずつ用いて三字熟語と四字熟語を作ってください。

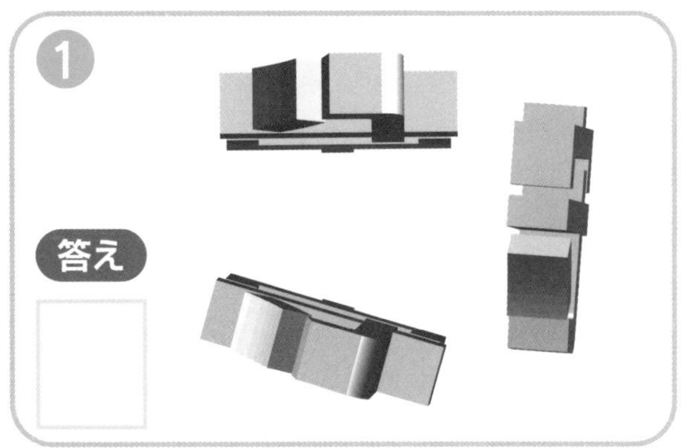

❶ 答え

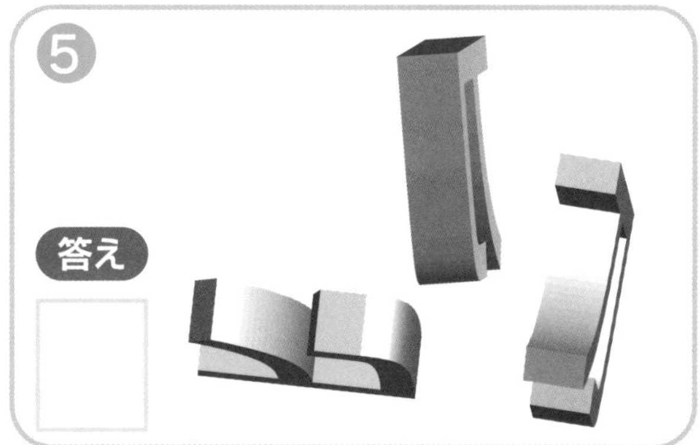

❺ 答え

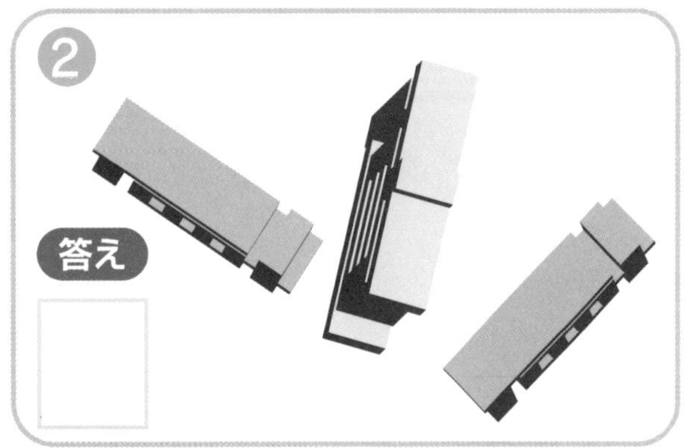

❷ 答え

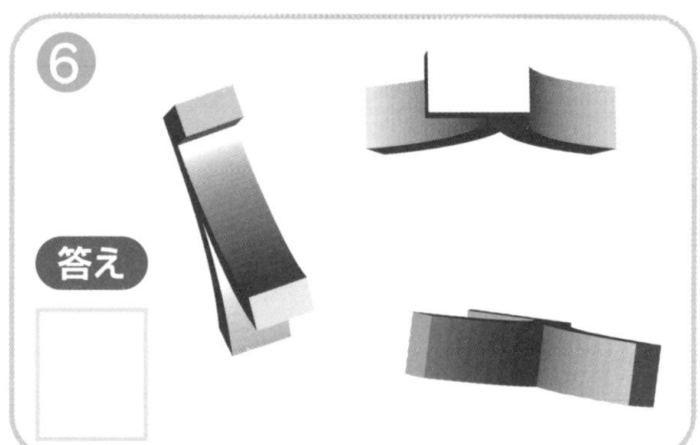

❻ 答え

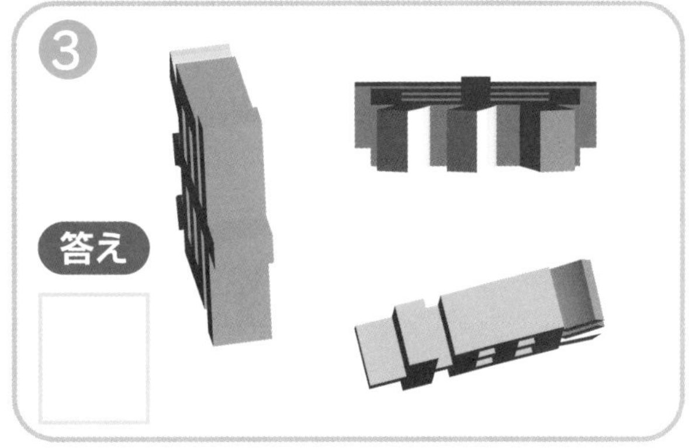

❸ 答え

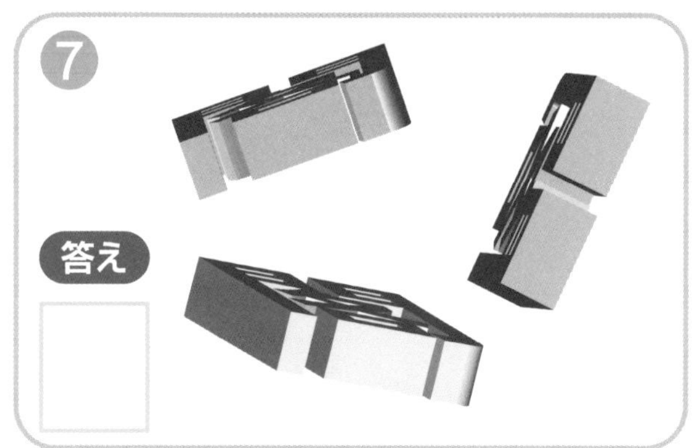

❼ 答え

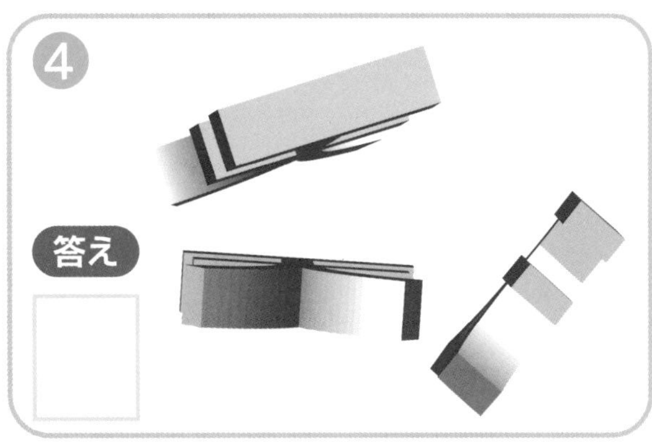

❹ 答え

❽ ❶～❼の漢字のうち、3つを使って三字熟語を答えてください

答え

❾ ❶～❼の漢字のうち、4つを使って四字熟語を答えてください

答え

解答 ❶守、❷直、❸単、❹天、❺刀、❻入、❼閣、❽天守閣、❾単刀直入

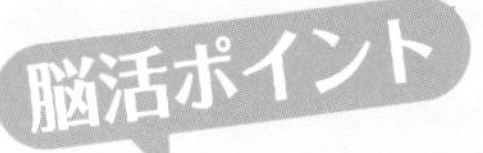

頭頂葉を断然刺激!

さまざまな方向から見た立体の情報を脳で把握することで、認知力アップに大いに役立ちます。また、熟語を作るさいに脳の言語中枢である側頭葉が活性化する効果が見込まれます。

目標時間

50代まで	60代	70代以上
6分	8分	10分

正答数 ／18問　かかった時間 分

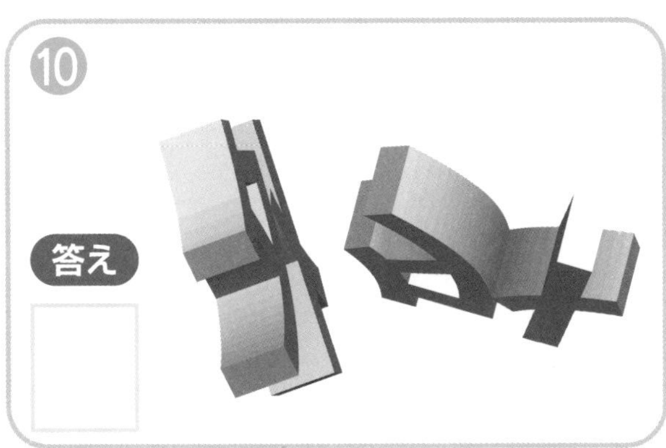

⑩ 答え

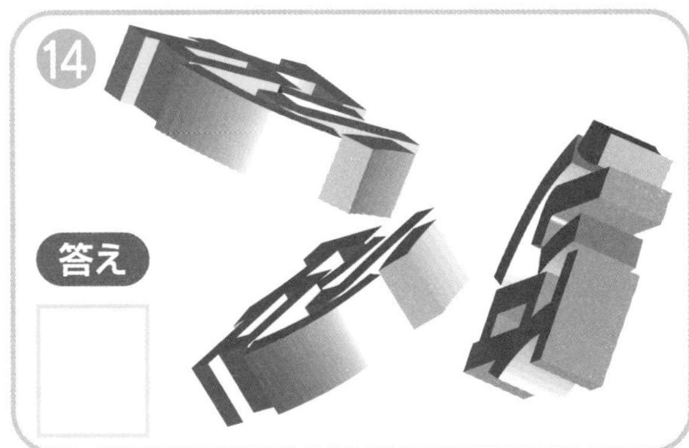

⑭ 答え

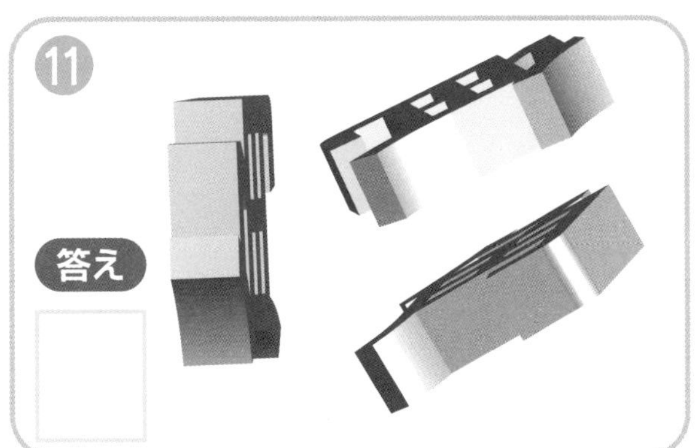

⑪ 答え

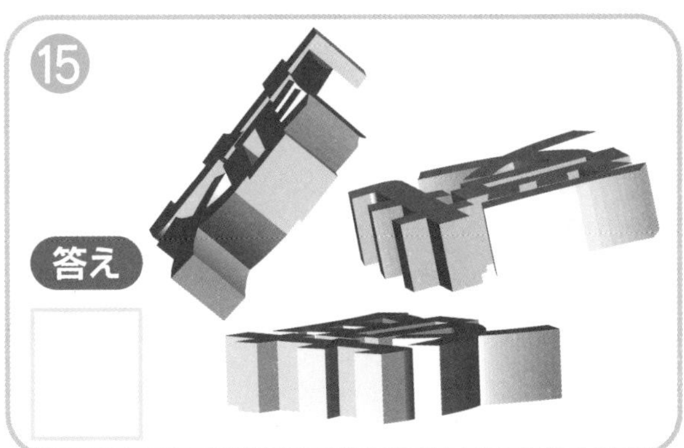

⑮ 答え

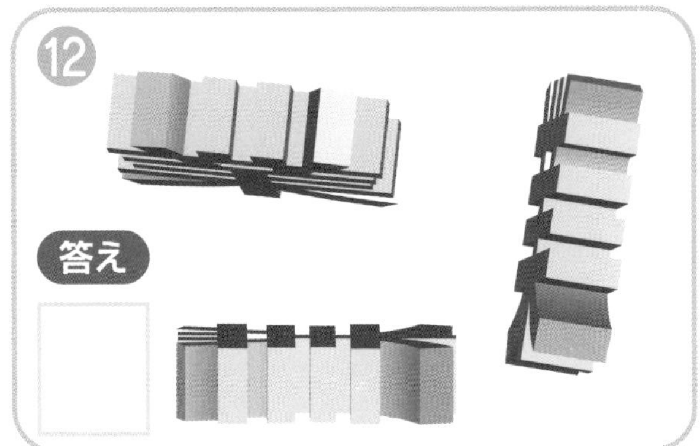

⑫ 答え

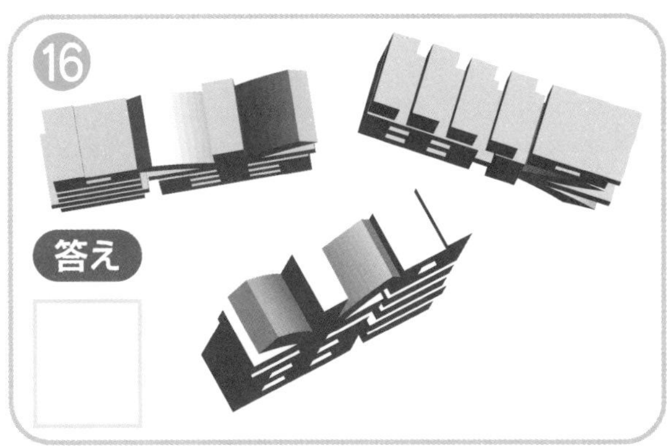

⑯ 答え

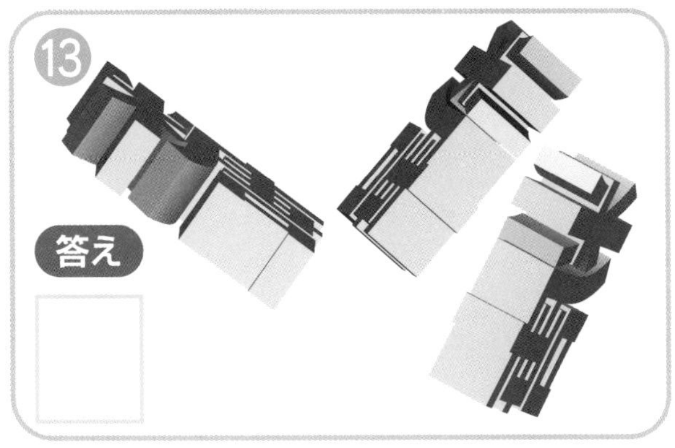

⑬ 答え

⑰ ⑩〜⑯の漢字のうち、3つを使って三字熟語を答えてください

答え

⑱ ⑩〜⑯の漢字のうち、4つを使って四字熟語を答えてください

答え

解答 ⑩外、⑪角、⑫業、⑬糖、⑭砂、⑮授、⑯課、⑰角砂糖、⑱課外授業

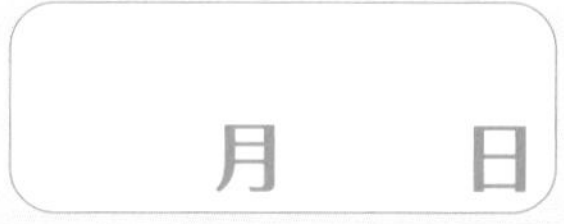

13日目 二字熟語足し算

実践日

月　日

難易度 4 ★★★★☆

問題の各マスには、ある二字熟語を構成する漢字の一部がバラバラに分割されて書かれています。それらを足し算のように頭の中で組み合わせ、でき上がる二字熟語を解答欄に書いてください。

①
⺆ + 寸 + 𠁣 + 叀 = □□

②
言 + ハ + 亅 + 兑 = □□

③
口 + 斦 + 貝 + 門 = □□

④
辶 + 亻 + 言 + 反 = □□

⑤
亢 + 舟 + 毎 + 氵 = □□

⑥
币 + 耂 + 𠂤 + 子 + 攵 = □□

⑦
土 + 亻 + 日 + 寸 + 弋 = □□

⑧
月 + 彐 + 丠 + 月 + 匕 = □□

⑨
月 + 夂 + 𥫗 + 旨 + 力 + 月 = □□

解答 ①専門、②小説、③質問、④返信、⑤航海、⑥教師、⑦時代、⑧背骨、⑨腹筋

脳活ポイント

注意力が冴えわたる

バラバラになった漢字の偏やつくりからもとの字を推理して熟語にするには、集中力に加えて細かな注意力が必要になります。くり返して問題を解けば、うっかりミスが少なくなっていくでしょう。

50代まで	60代	70代以上
15分	20分	25分

正答数 ／18問　かかった時間 分

⑩ 泉 ＋ 可 ＋ 厂 ＋ 氵 ＝ □□

⑪ 刂 ＋ 去 ＋ 貝 ＋ 氵 ＝ □□

⑫ 𠤎 ＋ 忄 ＋ 育 ＋ 生 ＝ □□

⑬ 田 ＋ 亩 ＋ 一 ＋ 凵 ＝ □□

⑭ 釆 ＋ 且 ＋ 糸 ＋ 田 ＝ □□

⑮ 勿 ＋ 阝 ＋ 一 ＋ 日 ＋ 人 ＝ □□

⑯ 人 ＋ 日 ＋ 日 ＋ 口 ＋ 合 ＝ □□

⑰ 日 ＋ ⺊ ＋ 彳 ＋ 寸 ＋ 灬 ＝ □□

⑱ 手 ＋ ⺌ ＋ 尸 ＋ 口 ＋ 土 ＋ 扌 ＝ □□

解答 ⑩河原、⑪法則、⑫性能、⑬画面、⑭番組、⑮太陽、⑯合唱、⑰得点、⑱掌握

日目 二字熟語クロス

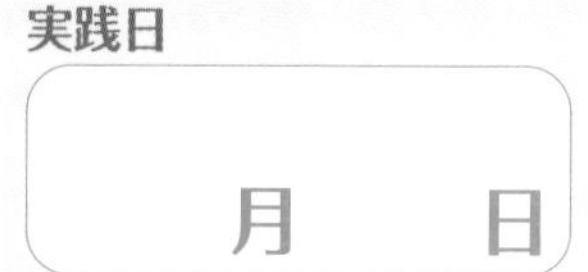

難易度❹★★★★☆

下のリストから、上下左右にある漢字と組み合わせて二字熟語を４つ作れる漢字を選び、中央のマスに記入します。ページごとに16問すべて解いたら、リストに残った４字の漢字から四字熟語を作ってください。

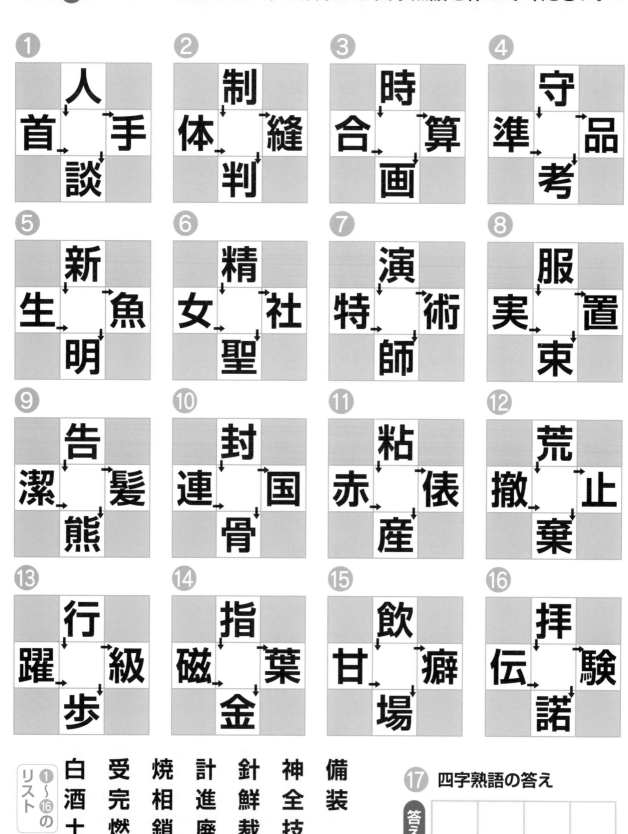

❶

	人	
首		手
	談	

❷

	制	
体		縫
	判	

❸

	時	
合		算
	画	

❹

	守	
準		品
	考	

❺

	新	
生		魚
	明	

❻

	精	
女		社
	聖	

❼

	演	
特		術
	師	

❽

	服	
実		置
	束	

❾

	告	
潔		髪
	態	

❿

	封	
連		国
	骨	

⓫

	粘	
赤		俵
	産	

⓬

	荒	
撤		止
	棄	

⓭

	行	
躍		級
	歩	

⓮

	指	
磁		葉
	金	

⓯

	飲	
甘		癖
	場	

⓰

	拝	
伝		験
	諾	

❶～⓰のリスト

白　受　焼　計　針　神　備
酒　完　相　進　鮮　全　装
土　燃　鎖　廃　裁　技

⓱ 四字熟語の答え

答え

解答 ❶相、❷裁、❸計、❹備、❺鮮、❻神、❼技、❽装、❾白、❿鎖、⓫土、⓬廃、⓭進、⓮針、⓯酒、⓰受、⓱＜四字熟語の答え＞完全燃焼

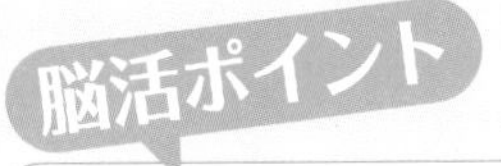

思考力と想起力を磨く！

４つの二字熟語に共通する漢字を探すのに必要な思考力や想像力・洞察力や、漢字を思い出す想起力が養われると考えられます。また、漢字力や語彙力を向上させる効果も期待できるでしょう。

50代まで	60代	70代以上
25分	35分	45分

正答数　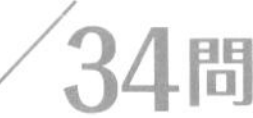 ／34問

かかった時間　分

⑱
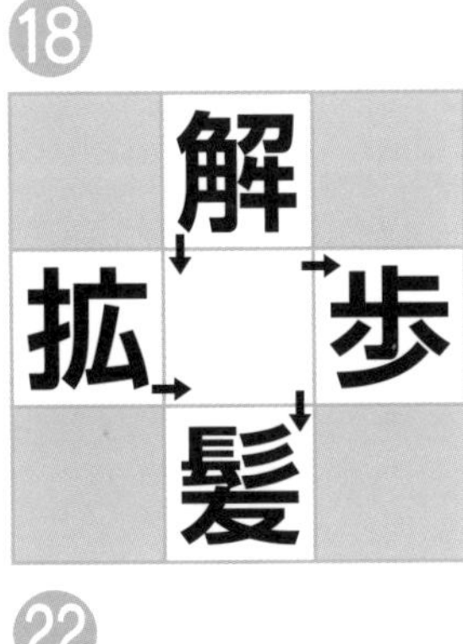

⑲
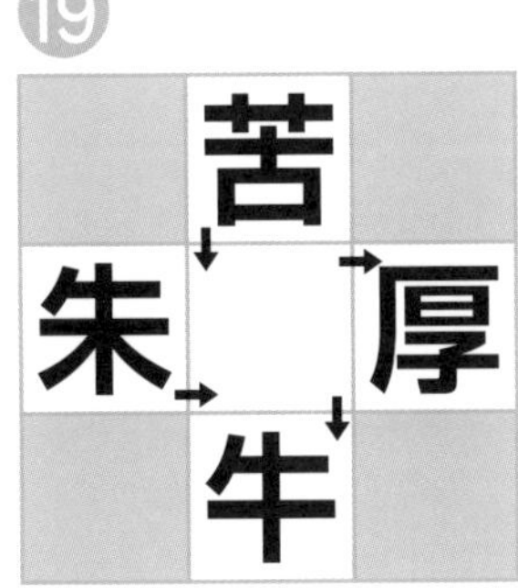

⑳
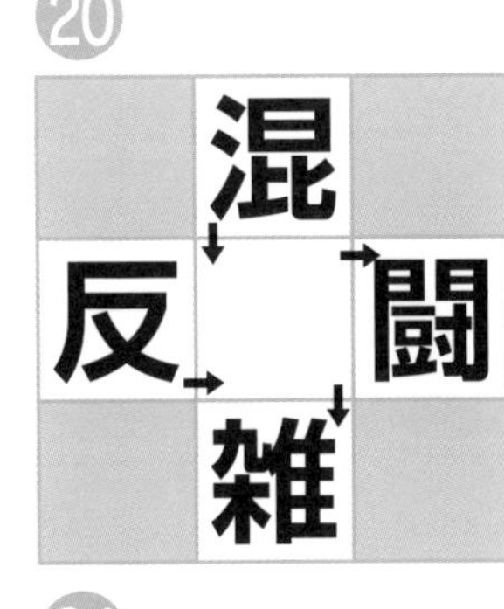

㉑
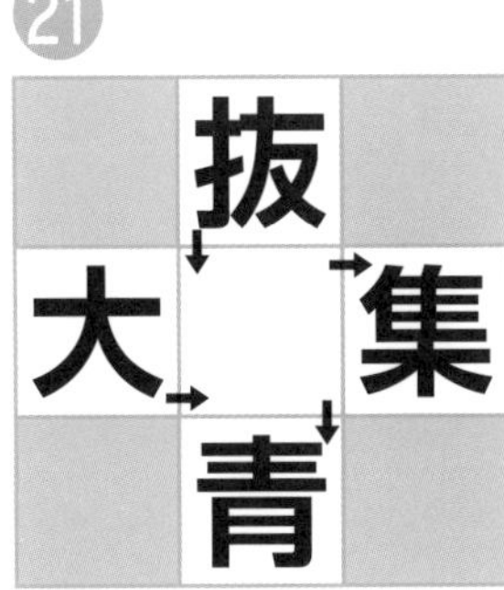

㉒
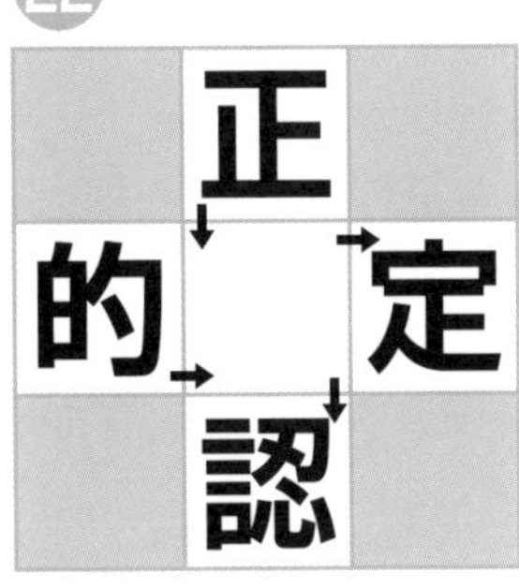

㉓
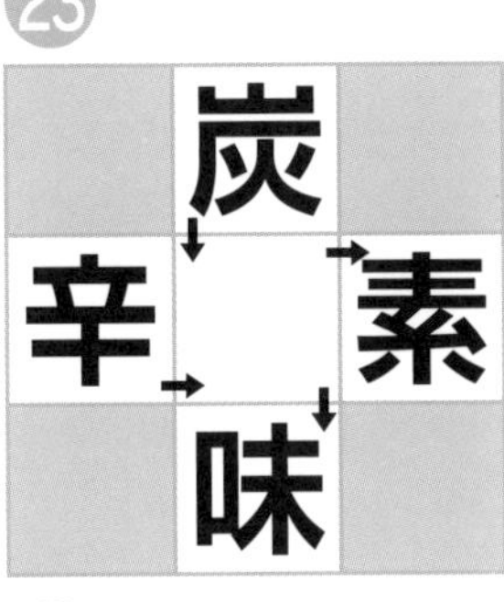

㉔
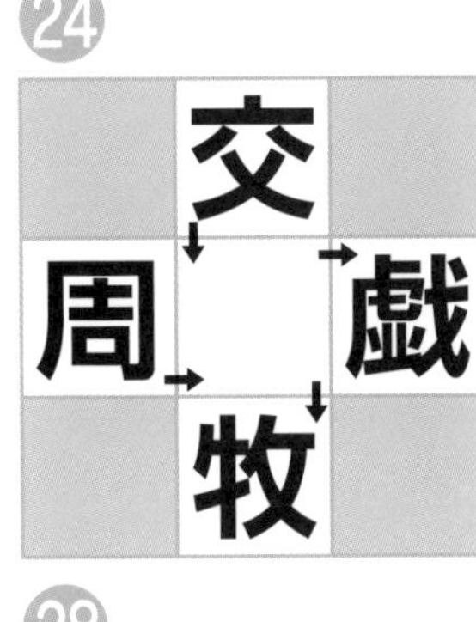

㉕
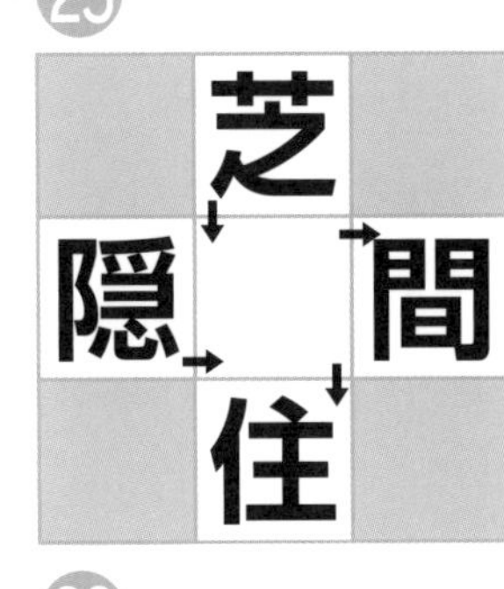

㉖
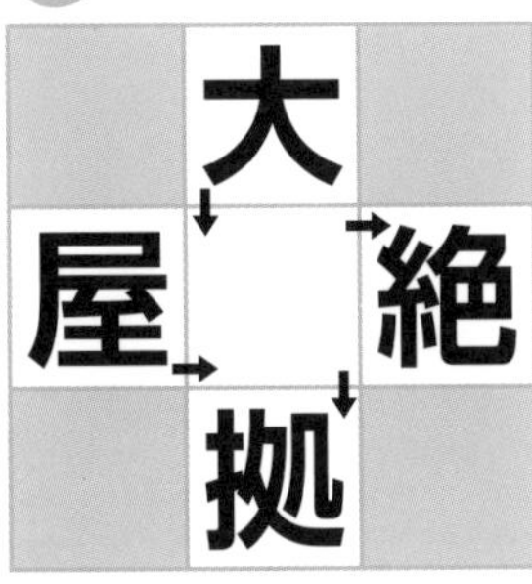

㉗
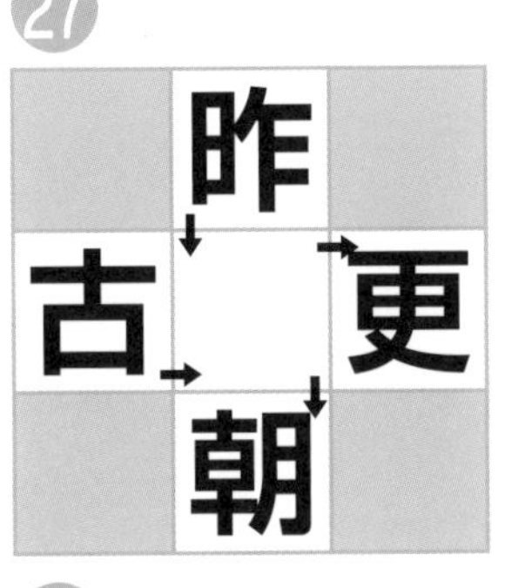

㉘
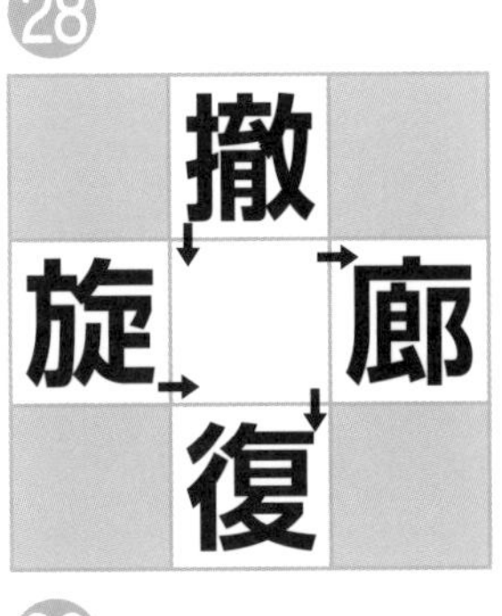

㉙
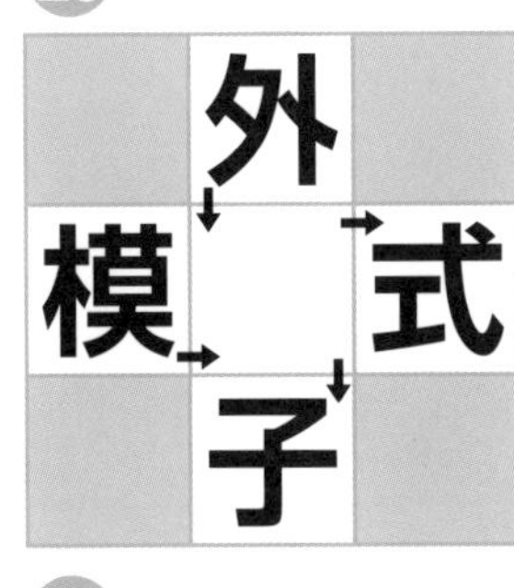

㉚
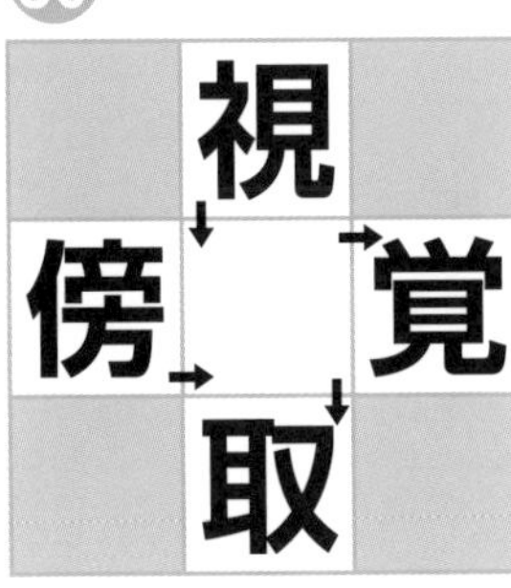

㉛
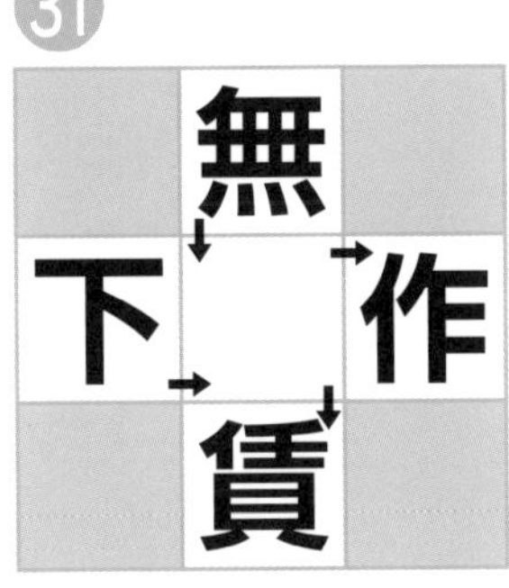

㉜
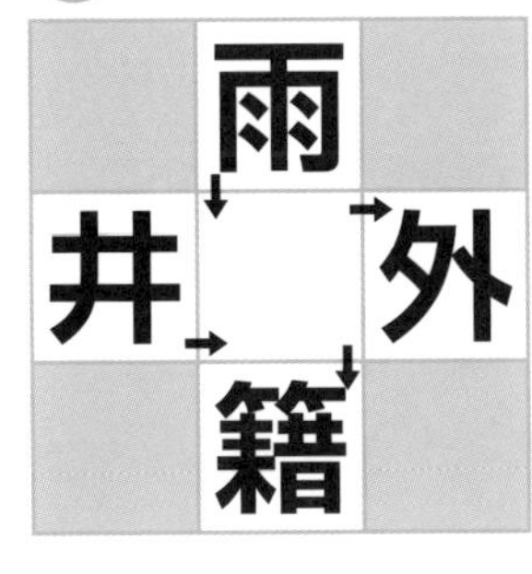

㉝
電
荒　風
浪

⑱～㉝のリスト

確	居	今	歩	遊	回	日
肉	群	進	様	散	酸	駄
聴	戸	波	根	乱	月	

㉞ 四字熟語の答え

答え　□□□□

解答　⑱散、⑲肉、⑳乱、㉑群、㉒確、㉓酸、㉔遊、㉕居、㉖根、㉗今、㉘回、㉙様、㉚聴、㉛駄、㉜戸、㉝波、㉞〈四字熟語の答え〉日進月歩

15日目 漢字ジグザグクロス

実践日

月　日

難易度5★★★★★

リストの熟語を使って空白のマスを埋め、A～Hのマスの漢字で四字熟語を作ってください。各熟語の1文字めは数字のマスに、2文字め以降は1つ前の文字と上下左右に隣接するマスに入ります。

●例題 ※解答は85ページをご覧ください

1 国		2 荘	
4 滅			
5 日			3 民

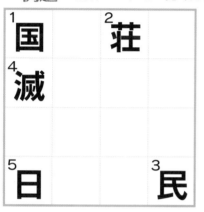

リスト

1 国立公園
2 荘園領主
3 民主主義
4 滅私奉公
5 日本国民

①「国立公園」に着目すると、「立」「公」は、このマスにしか入らないことがわかります。
②「滅私奉公」の「私奉」、「日本国民」の「本国」もすぐ決まります。
③「荘園領主」の「園」は、「国立公園」と共通なので、ここに決まります。
④「領」は「園」の右と下の2通りが考えられますが、右に入れると「民主主義」が入らなくなるので、下に決まります。
このようにして、すべてのマスを埋めていきます。

●考え方

①
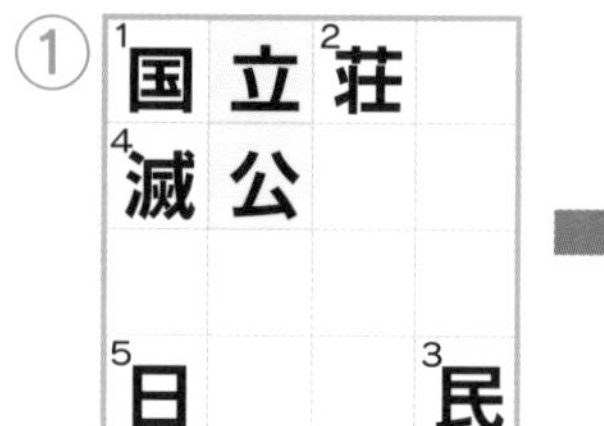

②
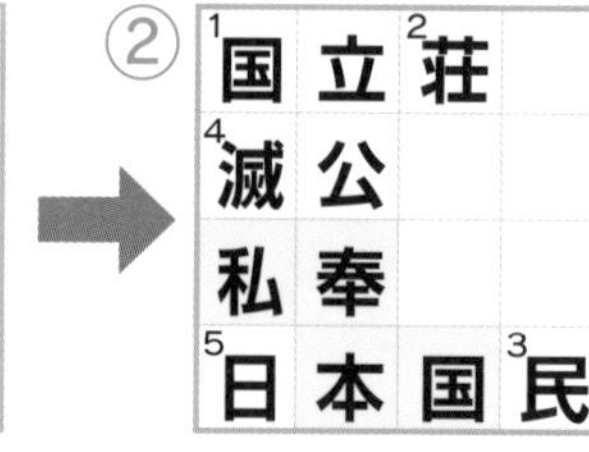

③
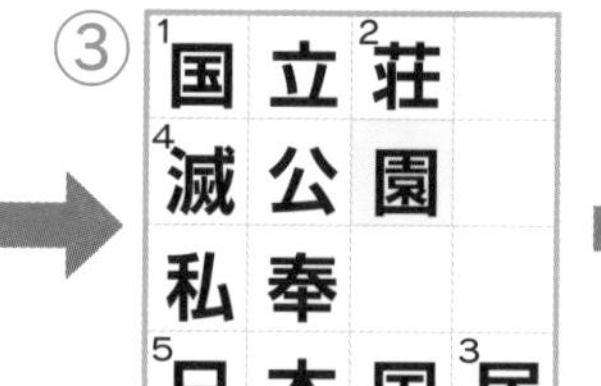

④
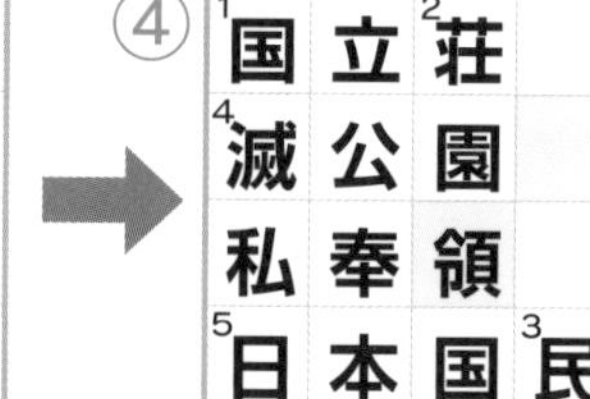

1

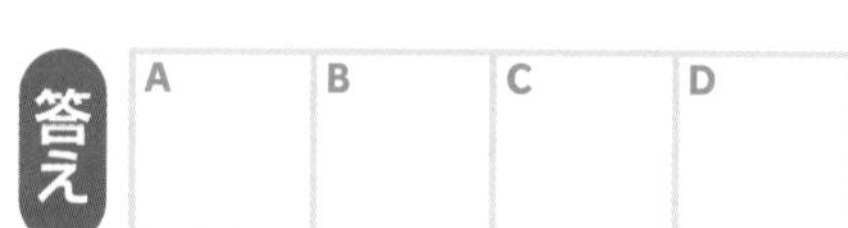

1 漢	D		2 道		3 神			
4 大			5 富			6 対		
7 不			8 石			9 一	C	
10 宮		A		11 文		12 風		
13 軽	14 自			15 太	16 全			
	17 動				18 集		19 勝	
20 飛				B	21 中		22 手	
23 雲		24 立				25 発		
		26 消		27 破				

リスト

1 漢和辞典
2 道祖神
3 神経外科
4 大納言
5 富栄養化
6 対象外
7 不言実行
8 石油化学
9 一日千秋
10 宮中行事
11 文学全集
12 風光明媚
13 軽自動車
14 自然淘汰
15 太平楽
16 全戦全勝
17 動物園
18 集中豪雨
19 勝利投手
20 飛行機雲
21 中央突破
22 手旗信号
23 雲散霧消
24 立法府
25 発音記号
26 消防法
27 破裂音

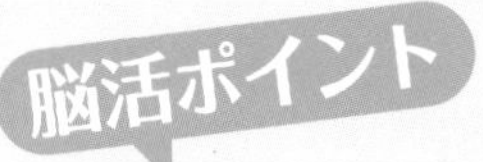

語彙力と直感力を圧倒的に強化!

数十個の三字熟語・四字熟語が用いられているので、語彙力の鍛錬に役立つとともに、直感力・判断力・思考力が圧倒的に強化されます。初めてだと難しく感じますが、解き方がわかるととても面白いパズルです。

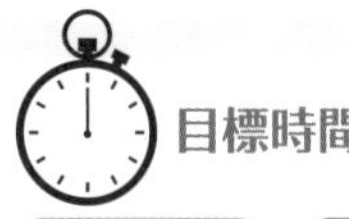

目標時間

50代まで	60代	70代以上
30分	40分	50分

正答数　／2問　かかった時間　分

②

答え

A	B	C	D		E	F	G	H

1 移	H		2 液				3 総		4 準		5 粗			6 造	
7 人			8 不		9 硫			10 山		G	11 一			12 長	
13 放			14 有		15 情		16 出				17 面	18 目			B
19 粗	20 極			A	21 課		22 博			23 大				24 郵	25 定
		26 鳥				27 写			28 未				29 配		
30 意		31 二			32 保	E		33 正			34 消				35 取
		C		36 予			37 栄			38 閣		39 協			
40 人			41 未	42 完	F		43 欠			44 混					45 明
46 任			47 両		48 敗				D	49 物			50 活		
51 倦			52 円	53 日		54 講				55 自		56 出			
57 鉄							58 客			59 給			60 所		

リスト

1 移転通知
2 液体窒素
3 総本山
4 準備運動
5 粗製乱造
6 造幣局
7 人工知能
8 不倶戴天
9 硫化鉄
10 山岳地帯
11 一心不乱
12 長靴下
13 放射能
14 有頂天
15 情景描写
16 出生地
17 面目躍如
18 目標達成
19 粗品贈呈
20 極楽鳥
21 課題図書
22 博物館
23 大願成就
24 郵便配達
25 定期便
26 鳥瞰図
27 写真館
28 未就学
29 配電盤
30 意思統一
31 二者択一
32 保安官
33 正規分布
34 消費電力
35 取捨選択
36 予期不安
37 栄養分
38 閣外協力
39 協調性
40 人格円満
41 未完成
42 完全無欠
43 欠陥商品
44 混雑緩和
45 明朗快活
46 任期満了
47 両成敗
48 敗北主義
49 物品販売
50 活版印刷
51 倦怠期
52 円相場
53 日本舞踊
54 講義録
55 自費出版
56 出張所
57 鉄血宰相
58 客商売
59 給食費
60 所有権

※解答は85ページをご覧ください

16 日目 漢字ピックアップ

実践日

月　日

難易度④★★★★☆

各問、3×3マスの中に漢字が1字ずつ入っていて、全部で9つの漢字が提示されています。この漢字を指定された個数分拾い上げ、上に示されているテーマに沿った名前や言葉を解答欄に書いてください。

四字熟語

①4文字

寒	三	右
五	前	一
左	四	温

答え

②4文字

春	潮	道
言	黒	小
断	並	語

答え

③4文字

欠	完	手
方	無	火
全	指	標

答え

明治の文豪名

④4文字

点	目	漱
石	北	言
日	陽	夏

答え

⑤4文字

奏	露	信
中	幸	也
田	男	伴

答え

⑥3文字

芥	外	潤
一	独	森
鷗	宰	馬

答え

食べ物名

⑦4文字

老	使	勢
鳥	海	川
貝	伊	道

答え

⑧3文字

色	械	松
菜	親	加
書	小	春

答え

⑨3文字

生	気	末
五	花	犬
落	魚	休

答え

解答 ①三寒四温、②言語道断、③完全無欠、④夏目漱石、⑤幸田露伴、⑥森鷗外、⑦伊勢海老、⑧小松菜、⑨落花生

脳活ポイント

目で見る力と記憶力を養う

各問にある９つの漢字から答えに使う漢字を見極めなければならないため、目で見る力や記憶力が養われます。また、テーマから連想して思い出す力も鍛えられると考えられます。

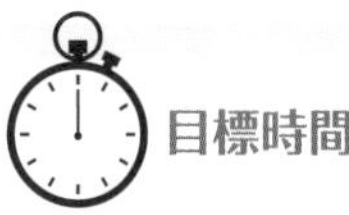

目標時間

50代まで	60代	70代以上
15分	20分	25分

正答数	かかった時間
／18問	分

四字熟語

⑩ 4文字

秋	金	温
加	一	千
日	冬	寒

答え

⑪ 4文字

我	五	中
難	無	霧
夢	茶	理

答え

⑫ 4文字

九	石	三
一	八	十
五	中	生

答え

幕末に活躍した人物名

⑬ 4文字

斉	土	三
歳	藤	田
中	松	方

答え

⑭ 4文字

川	馬	本
盛	徳	大
龍	上	坂

答え

⑮ 4文字

豊	西	退
垣	助	人
総	板	勝

答え

学校に関する言葉の名前

⑯ 4文字

図	右	教
育	花	体
務	左	義

答え

⑰ 4文字

門	修	聴
視	台	行
旅	機	学

答え

⑱ 3文字

国	名	室
員	田	間
算	職	後

答え

解答 ⑩一日千秋、⑪無我夢中、⑫十中八九、⑬土方歳三、⑭坂本龍馬、⑮板垣退助、⑯義務教育、⑰修学旅行、⑱職員室

読み仮名しりとり

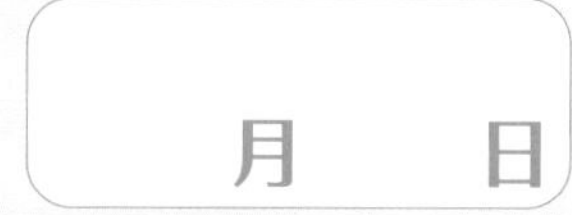

難易度5★★★★★

各問、漢字で書かれた6つの言葉の読み方で、しりとりを作ってください。読み方の最後の文字が、次の読み方の最初にきます。解答欄には、①～⑥の番号を書いてください。

1

①財閥　②砂漠
③射手座　④空中分解
⑤身長差　⑥追放

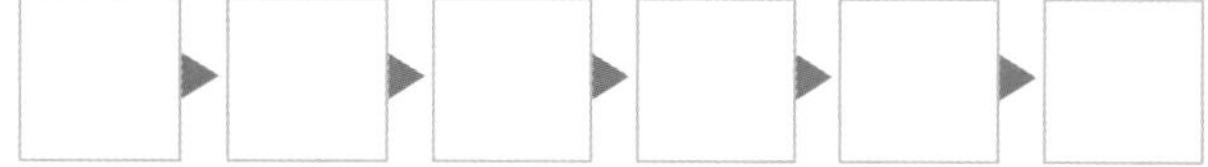

2

①一期一会　②主治医
③真面目　④演舞
⑤名刺　⑥分譲住宅

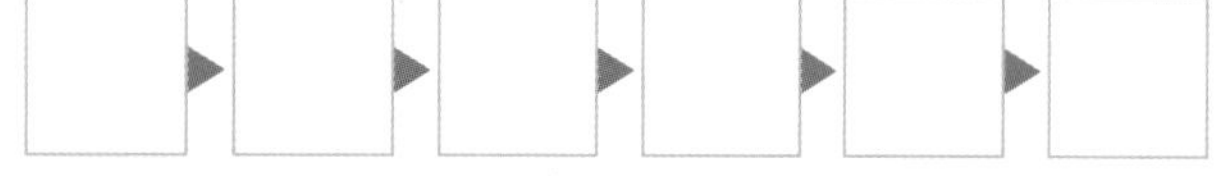

3

①乳母車　②直行直帰
③嫌悪　④気泡
⑤応急処置　⑥板垣退助

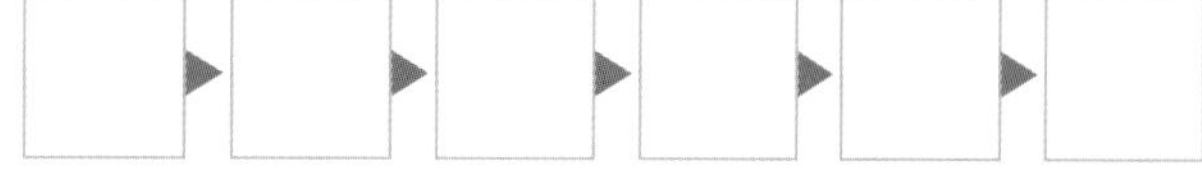

4

①老舗　②句読点
③意地悪　④瀬戸内海
⑤腕力　⑥留守番電話

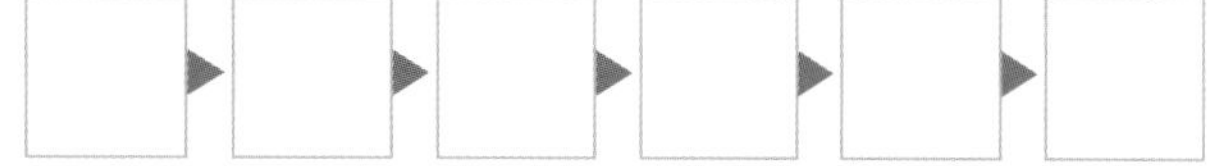

5

①様式美　②三位一体
③付与　④微妙
⑤医療従事者　⑥歌声喫茶

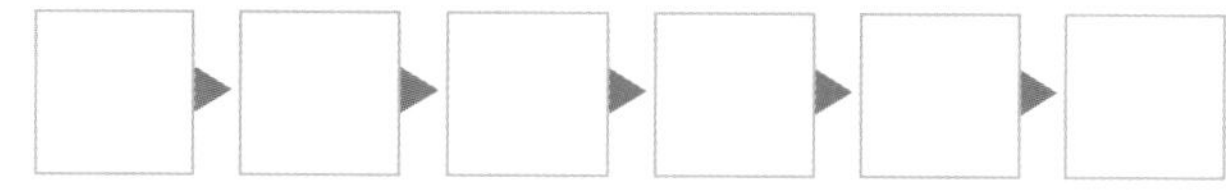

6

①不老不死　②枝豆
③四角形　④免罪符
⑤硫黄　⑥嘘八百

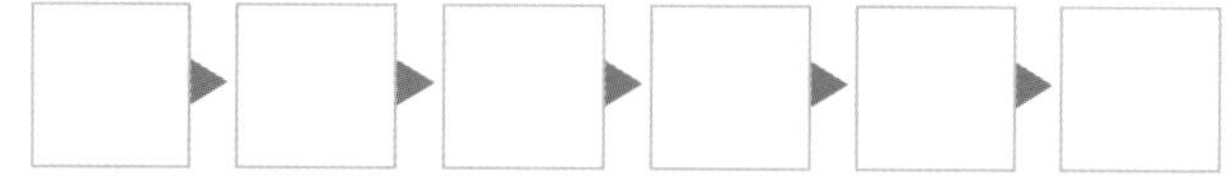

7

①植木鉢　②民主主義
③記事　④火事場泥棒
⑤疑心暗鬼　⑥珍味

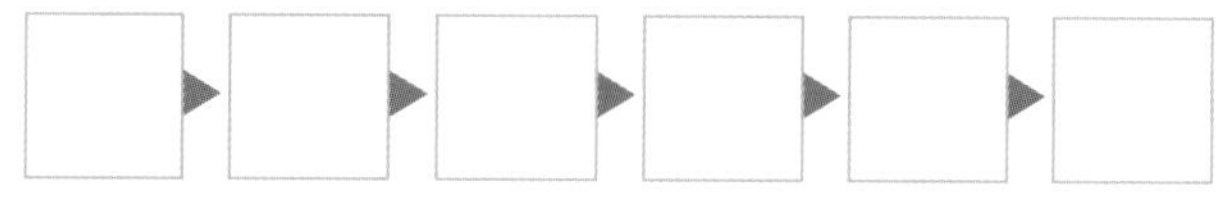

8

①怠惰　②断末魔
③支離滅裂　④強面
⑤枕草子　⑥手持無沙汰

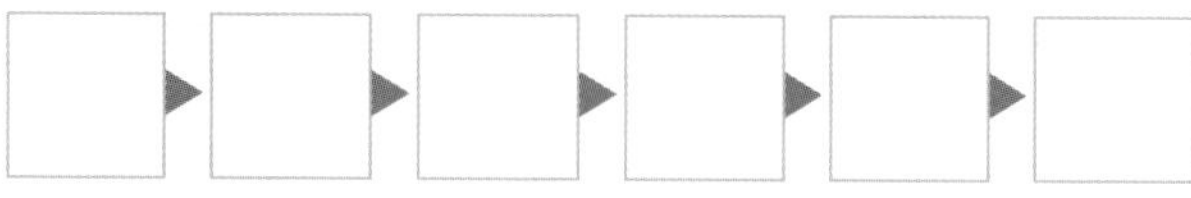

脳活ポイント

国語力や想起力を磨く

漢字で書かれた6つの言葉を頭の中で読み仮名に変換し、しりとりを作ることで脳の言語中枢が刺激され、国語力や読み方を思い出す想起力が著しく磨かれます。

目標時間

50代まで	60代	70代以上
20分	25分	30分

正答数 ／16問

かかった時間 分

⑨

① 浮世絵　② 雑煮

③ 能天気　④ 英才教育

⑤ 果物　⑥ 日光東照宮

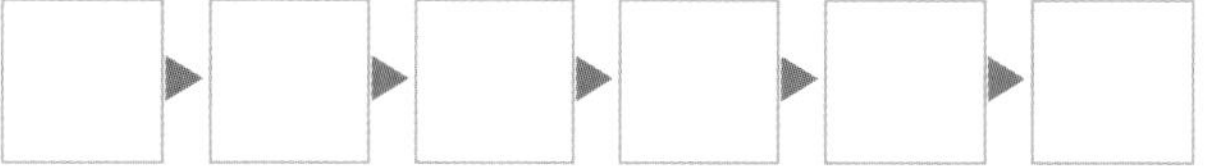

⑩

① 時代錯誤　② 多数決

③ 五里霧中　④ 東大寺

⑤ 内股　⑥ 通過点

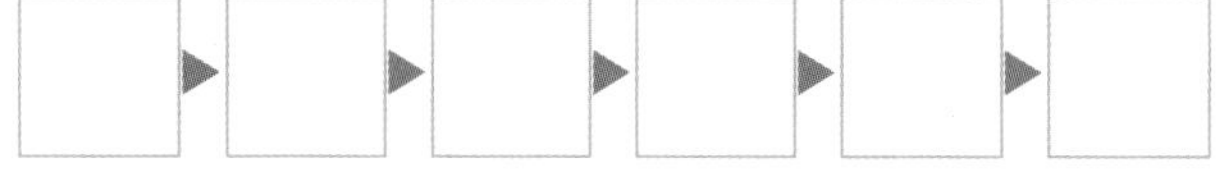

⑪

① 空気圧　② 月見団子

③ 喧嘩両成敗　④ 五月病

⑤ 海原　⑥ 飲食

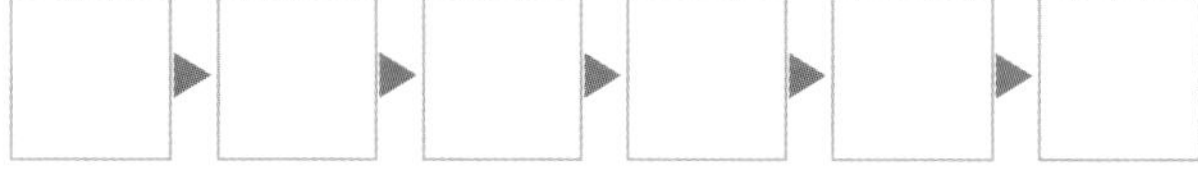

⑫

① 火災報知器　② 不気味

③ 吸収　④ 品薄

⑤ 吹奏楽部　⑥ 三日天下

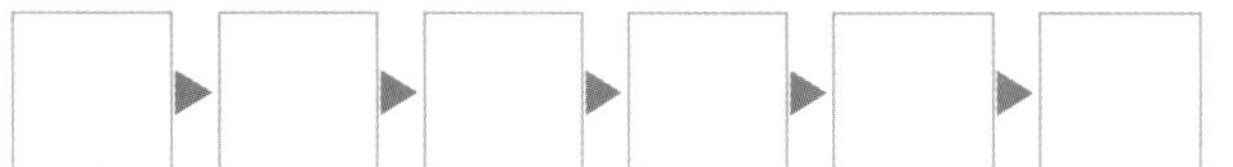

⑬

① 富岡製糸場　② 和歌山

③ 位置　④ 満身創痍

⑤ 力不足　⑥ 腕輪

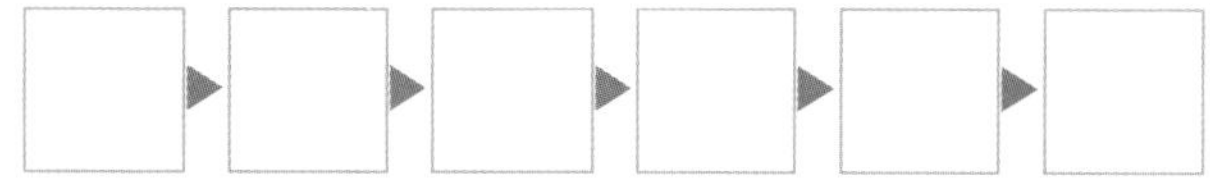

⑭

① 気象台　② 歌川広重

③ 下世話　④ 因果応報

⑤ 早稲田大学　⑥ 空論

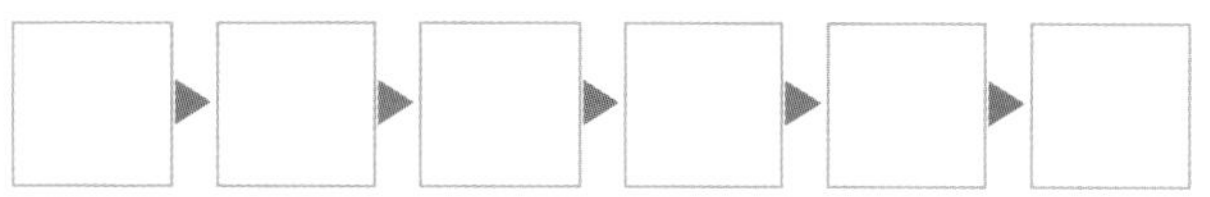

⑮

① 落花生　② 白夜

③ 満場一致　④ 居間

⑤ 地理　⑥ 八重桜

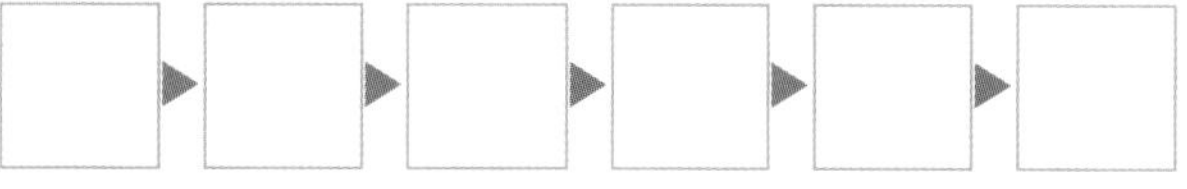

⑯

① 雑多　② 獅子舞

③ 体操　④ 半信半疑

⑤ 雨天中止　⑥ 銀行口座

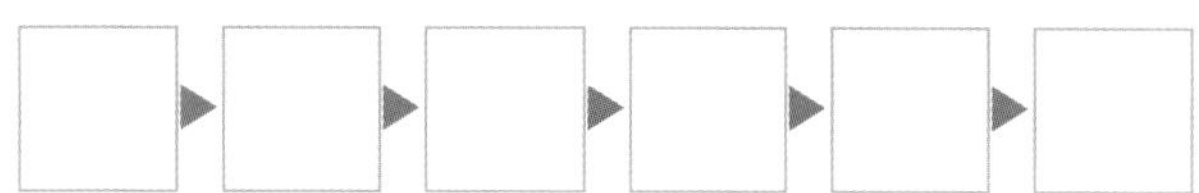

※解答は86ページをご覧ください

18日目 四字熟語ブロック

実践日

月　日

難易度③★★★☆☆

各問に６個の四字熟語を構成する24個の漢字がブロックごとに隠れています。それぞれの四字熟語ごとに線で囲み、隠れている６個の四字熟語を解答欄にすべて書き出してください。

❶

宿	不	眠	害	利	失
飯	不	休	得	捨	取
一	一	敵	選	択	点
油	断	大	竜	画	睛

①
②
③
④
⑤
⑥

❷

山	千	一	進	一	下
千	暴	退	三	天	日
海	食	中	不	行	言
暴	飲	九	八	十	実

①
②
③
④
⑤
⑥

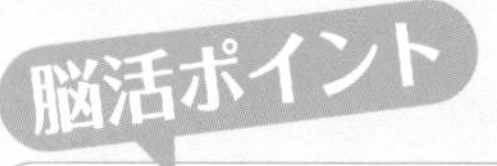

直感力や注意力が向上！

縦４マス×横６マスに並んだ漢字の中から四字熟語を探し出すことで、直感力や注意力が著しく向上します。また、語彙力や想起力を鍛える効果も大いに期待できます。

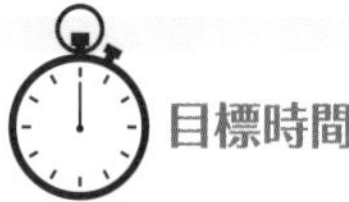

50代まで	60代	70代以上
15分	20分	30分

正答数　／24問　　かかった時間　分

③

願	成	両	刀	一	断
進	就	疾	雷	無	災
猪	大	迅	音	方	病
突	猛	風	向	痴	息

①
②
③
④
⑤
⑥

④

両	道	通	小	針	棒
文	信	不	断	柔	大
武	音	衛	結	優	不
防	正	当	起	承	転

①
②
③
④
⑤
⑥

※解答は86ページをご覧ください

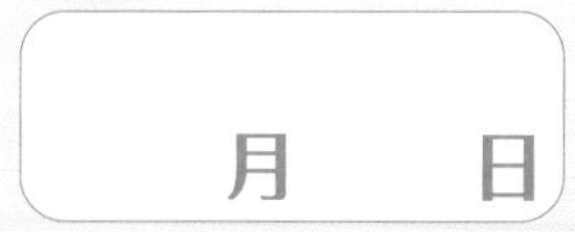

19 日目 三字熟語クイズ

実践日

月　日

難易度❸★★★☆☆

❶にある12文字の漢字をすべて使って、４つの三字熟語を作ってください。解答欄は、①〜④となっていますが、順不同です。❷〜❻も同様に、12文字の漢字をすべて使って、４つの三字熟語を作ってください。

❶

花	骨	紫	腺
状	純	頭	陽
甲	喫	蓋	茶

①　②

③　④

❷

意	居	雨	高
棒	生	線	様
模	如	丈	命

⑤　⑥

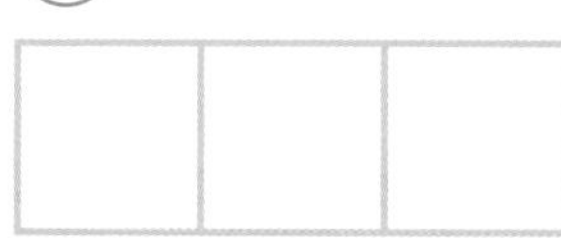

⑦　⑧

❸

線	楊	覧	大
晦	味	爪	回
日	枝	板	三

⑨　⑩

⑪　⑫

解答

❶①〜④紫陽花・甲状腺・純喫茶・頭蓋骨、❷⑤〜⑧雨模様・居丈高・生命線・如意棒、

❸⑨〜⑫大晦日・回覧板・爪楊枝・三味線

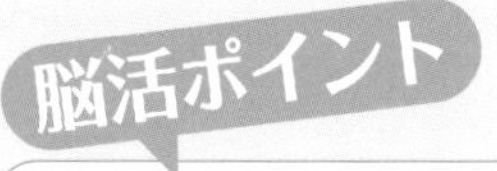

前頭前野を養い集中力が向上！

答えとなる三字熟語を思い出すために脳の想起力が鍛えられるほか、集中してどんどん取り組めるので、脳の司令塔である前頭前野の活性化にも役立ち、漢字力が強まる効果も期待できます。

目標時間

50代まで	60代	70代以上
25分	35分	45分

正答数　／24問

かかった時間　分

❹

御　屋　守　天

寄　快　姉　進

閣　肌　撃　数

⑬ ⑭

⑮ ⑯

❺

場　歯　肺　居

量　町　酒　久

活　屋　役　永

⑰ ⑱

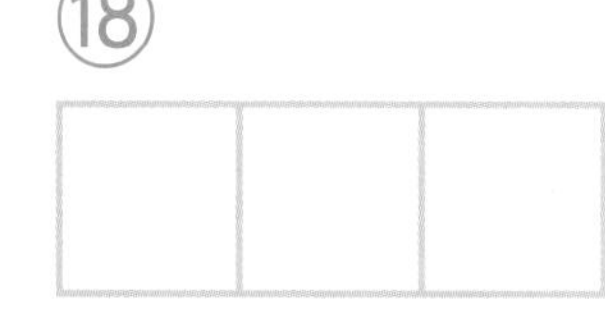

⑲ ⑳

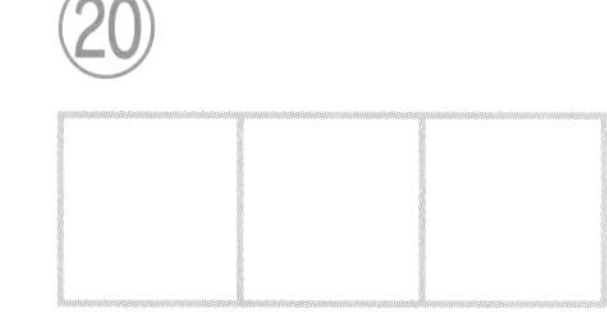

❻

役　書　戸　延

文　者　滞　井

金　端　怪　立

㉑ ㉒

㉓ ㉔

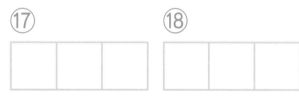

解答
❹⑬〜⑯姉御肌・数寄屋・天守閣・快進撃、❺⑰〜⑳肺活量・永久歯・居酒屋・町役場、❻㉑〜㉔井戸端・延滞金・怪文書・立役者

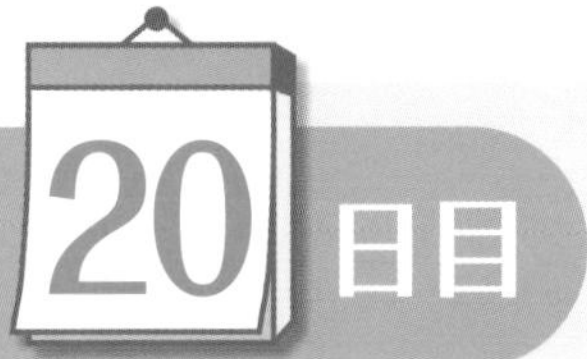

20日目 チラリ四字熟語

実践日

月　日

難易度③★★★☆☆

各問、漢字が４個バラバラに並んでいますが、漢字の一部分しか見えていません。それぞれの漢字を推測し、四字熟語になるよう並べ替えてください。各ページのリストにある36文字の漢字が使われています。

①～⑨のリスト

誤	給	強	行	言	磨	尾	朗	富	入	自	蛇
計	冠	足	切	磋	情	婚	用	兵	感	葬	頭
明	祭	他	試	錯	琢	会	移	無	国	自	竜

①

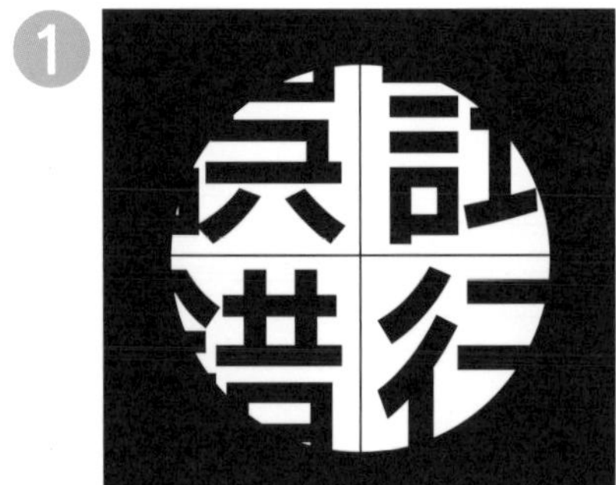

答え

②

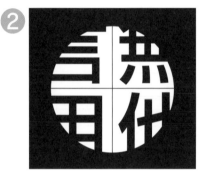

答え

③

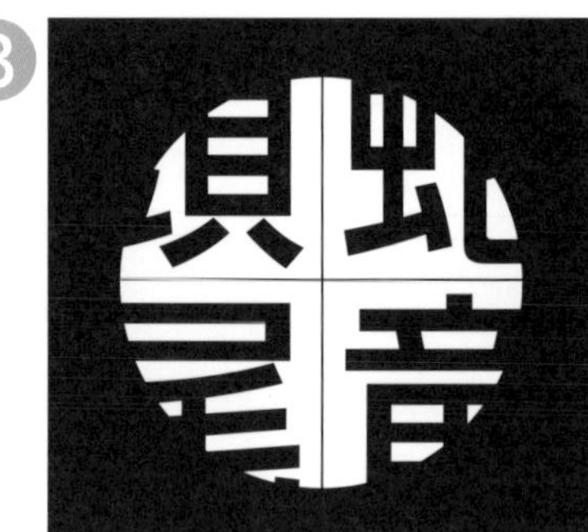

答え

④

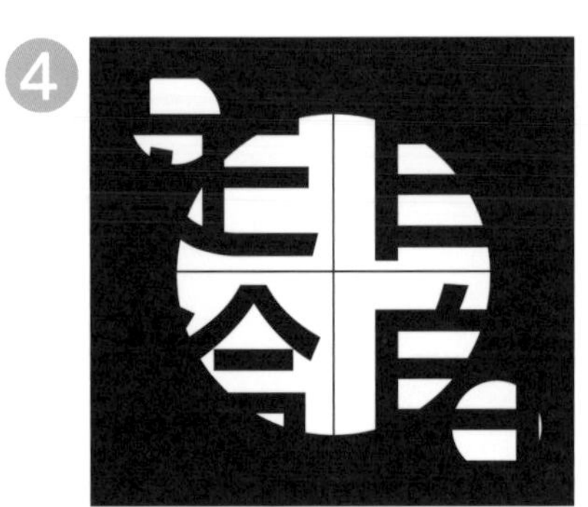

答え

⑤

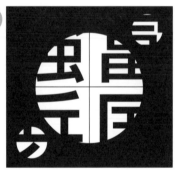

答え

⑥

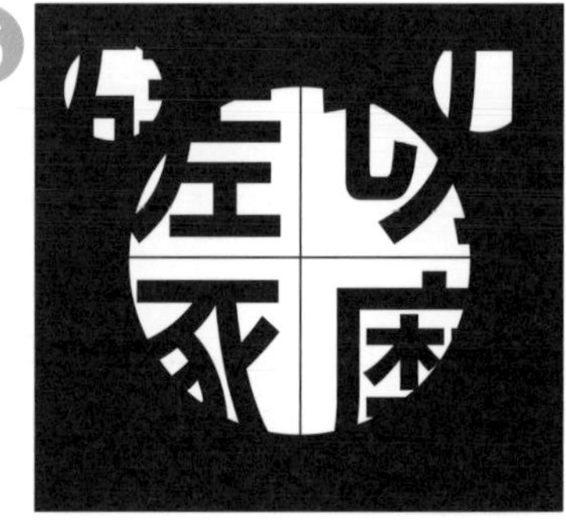

答え

⑦

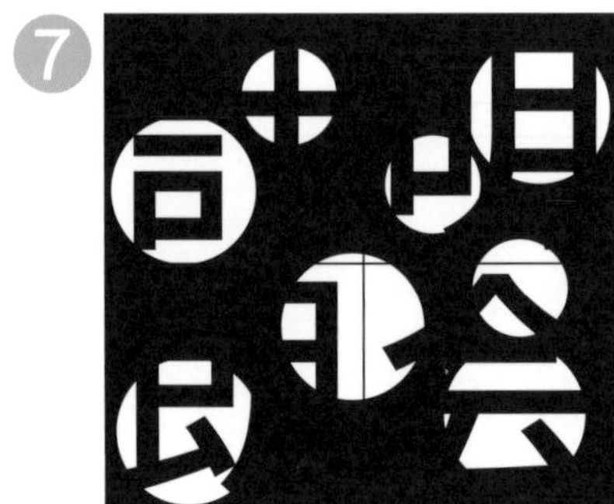

答え

⑧

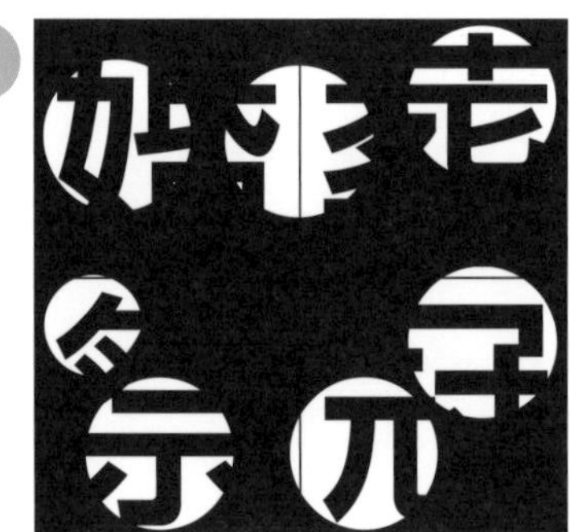

答え

⑨

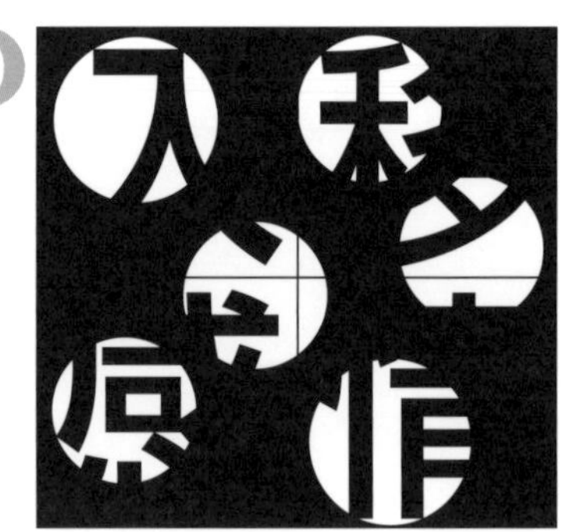

答え

解答 ①試行錯誤、②他言無用、③竜頭蛇尾、④自給自足、⑤富国強兵、⑥切磋琢磨、⑦明朗会計、⑧冠婚葬祭、⑨感情移入

脳活ポイント

想起力やイメージ力を鍛錬

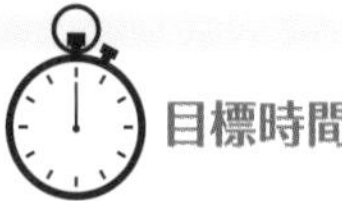

50代まで	60代	70代以上
20分	25分	30分

正答数 ／18問　かかった時間 分

穴からチラリと見えている４つの漢字から全体を推測することで、脳のイメージ力や想起力が鍛えられます。また、注意力や推理力、直感力を養うこともできると考えられます。

⑩～⑱のリスト

食 人 快 日 妻 氷 諾 路 喜 無 自 哀
明 下 事 由 賢 単 奔 整 承 純 三 放
母 月 怒 芸 下 理 後 天 然 良 楽 大

⑩
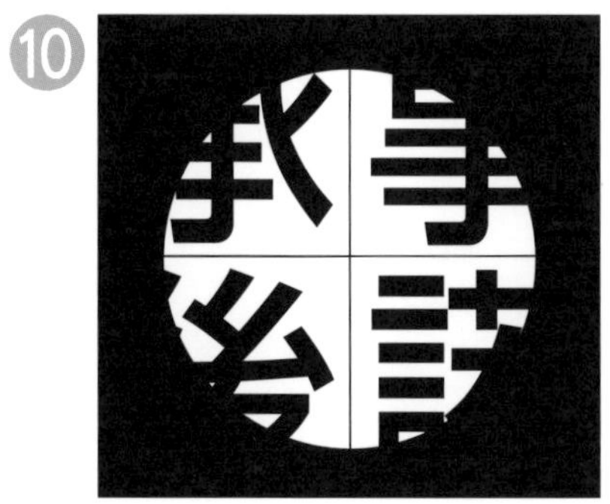
答え

⑪
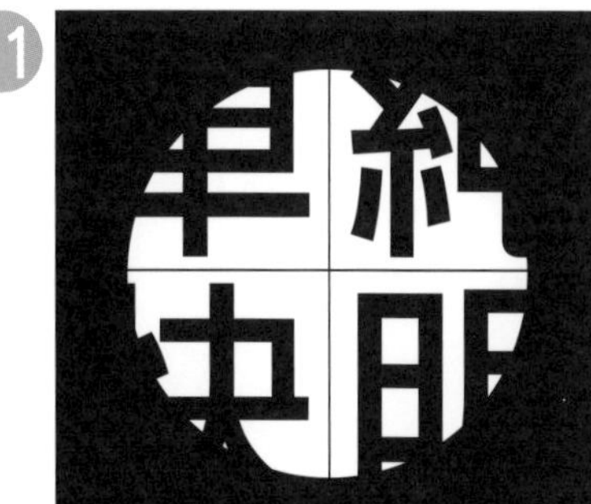
答え

⑫
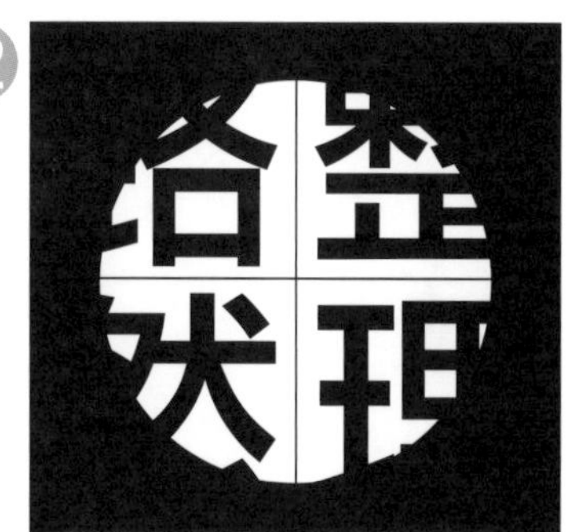
答え

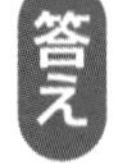
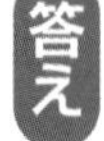

⑬
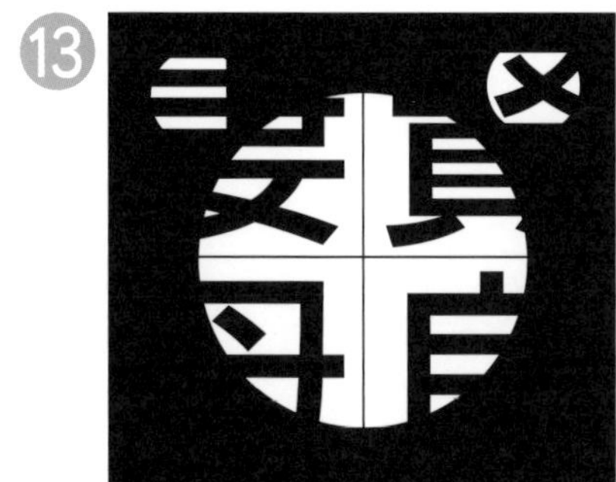
答え

⑭
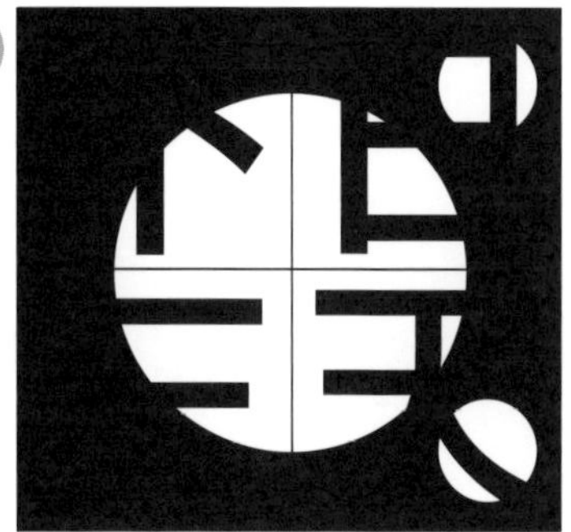
答え

⑮
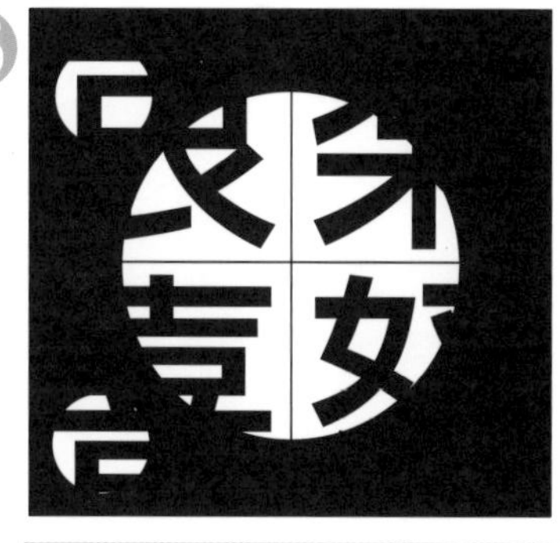
答え

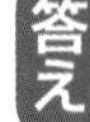

⑯
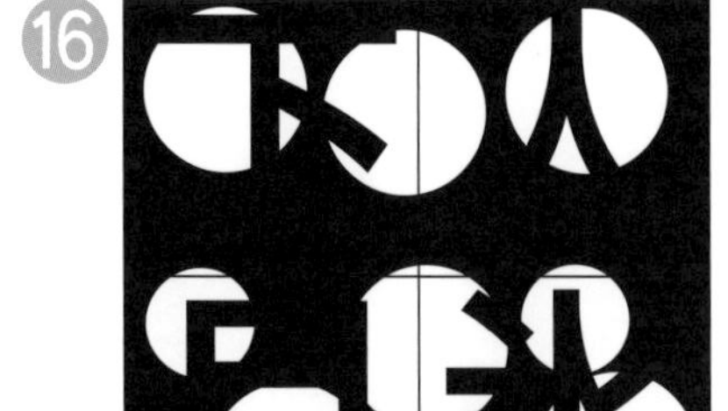
答え

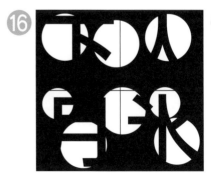

⑰
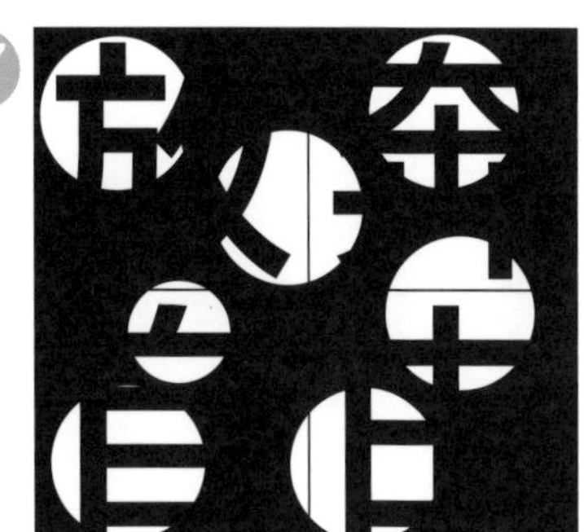
答え

⑱
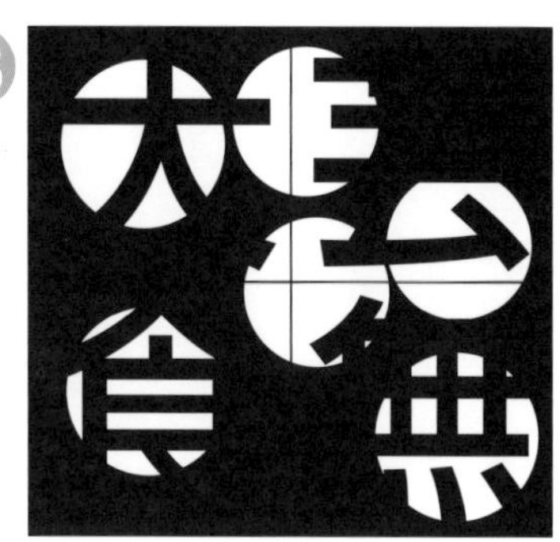
答え

解答 ⑩事後承諾、⑪単純明快、⑫理路整然、⑬良妻賢母、⑭三日天下、⑮喜怒哀楽、⑯月下氷人、⑰自由奔放、⑱無芸大食

21日目 意味から熟語探し

実践日

月　日

難易度③★★★☆☆

A～Dは、①～⑦の問題で構成されています。①～⑦の説明を読み、それがどんな三字熟語、もしくは四字熟語を示すか、推測してください。リスト部分にある7つの漢字は①～⑦に1つずつ用います。

A

Aのリスト　哀　日　呂　食　無　茶　味

①底が見え透いたばかばかしい物事			劇	
②物を包んで運ぶための四角い布			敷	
③明日の次の日		後		
④欠点も不足もまったくないこと				欠
⑤奥深く、含蓄がある内容や様子				長
⑥人の持つさまざまな感情	喜			
⑦たくさん食べることやそのさま			旺	

B

Bのリスト　上　三　昼　模　音　同　尾

①日中、目覚めた状態で夢を見ること	白			
②細長い弓形の月			月	
③否定的に使われる連絡や訪れ			汰	
④名誉を回復すること	汚			
⑤私欲で公的な権限を利用すること			混	
⑥最初のうちだけ勢いがいいこと			蛇	
⑦手掛かりなしでいろいろ試すこと				索

解答
A①茶番劇、②風呂敷、③明後日、④完全無欠、⑤意味深長、⑥喜怒哀楽、⑦食欲旺盛
B①白昼夢、②三日月、③音沙汰、④汚名返上、⑤公私混同、⑥竜頭蛇尾、⑦暗中模索

脳活ポイント

推理力と記憶力を同時に磨く

短い文章から内容を素早くくみ取り、三字熟語と四字熟語を思い出す作業です。推理力と記憶力が同時によく磨かれます。思い出すさいには、頭の中でその場面をイメージしてみましょう。

目標時間

50代まで	60代	70代以上
15分	20分	30分

正答数	かかった時間
／28問	分

C

Cのリスト　味　過　八　尽　火　者　走

1	最も得意なこと	十			
2	重要人物の身代わり	影			
3	必要以上に大事にして育てる			護	
4	動きが非常に素早いさま	電			
5	思うとおりに振る舞うこと		横		
6	おもしろみも味わいもない様子			乾	
7	あちこち忙しく走り回ること		奔		

D

Dのリスト　間　厚　太　八　敵　足　晩

1	加勢や援助をすること			刀	
2	出向いた成果がないこと		駄		
3	物事が非常に切迫しているさま			髪	
4	厚かましく、恥知らずなこと				恥
5	誰に対しても、いい顔をする人			美	
6	大人物になるには時間がかかる	大			
7	度胸があり何も恐れないこと		胆		

解答　C①十八番、②影武者、③過保護、④電光石火、⑤縦横無尽、⑥無味乾燥、⑦東奔西走
D①助太刀、②無駄足、③間一髪、④厚顔無恥、⑤八方美人、⑥大器晩成、⑦大胆不敵

22日目 四字熟語間違い探し

実践日

月　　日

難易度4★★★★☆

　四字熟語の４つの漢字のうち、それぞれ１～３個、読み方が同じだけの間違った漢字が使われています。各問の左側の数が、間違った漢字の個数です。正しい四字熟語を書いてください。

間違いは一つ

① 謹厳実勅 ▼ □□□□

② 公明盛大 ▼ □□□□

③ 威気消沈 ▼ □□□□

④ 金貨玉条 ▼ □□□□

⑤ 冠婚葬斎 ▼ □□□□

⑥ 阿鼻恐喚 ▼ □□□□

間違いは二つ

⑦ 心身気鋭 ▼ □□□□

⑧ 敵材敵所 ▼ □□□□

⑨ 発泡美人 ▼ □□□□

間違いは三つ

⑩ 精人訓士 ▼ □□□□

⑪ 我伝飲酔 ▼ □□□□

⑫ 強気欄舞 ▼ □□□□

解答 ①謹厳実直、②公明正大、③意気消沈、④金科玉条、⑤冠婚葬祭、⑥阿鼻叫喚、⑦新進気鋭、⑧適材適所、⑨八方美人、⑩聖人君子、⑪我田引水、⑫狂喜乱舞

脳活ポイント

日常で注意力が発揮される

正しいようで間違っている問題をいくつも解くうちに、自然と注意力が鍛えられます。毎日続けていると、ふだんから文字や言葉に気をつける習慣がつき、正しい判断・選択ができるようになります。

目標時間

50代まで	60代	70代以上
25分	30分	35分

正答数　／24問

かかった時間　分

間違いは一つ

⑬ 意心伝心

▼

□□□□

⑭ 一日千週

▼

□□□□

⑮ 内助之甲

▼

□□□□

⑯ 初志完徹

▼

□□□□

⑰ 諸業無常

▼

□□□□

⑱ 博学多彩

▼

□□□□

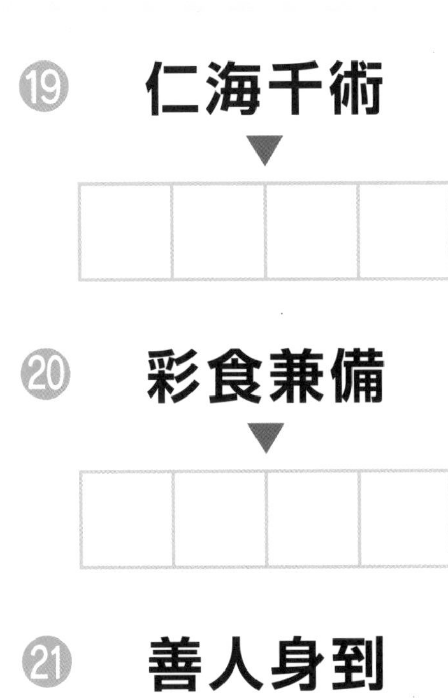

間違いは二つ

⑲ 仁海千術

▼

□□□□

⑳ 彩食兼備

▼

□□□□

㉑ 善人身到

▼

□□□□

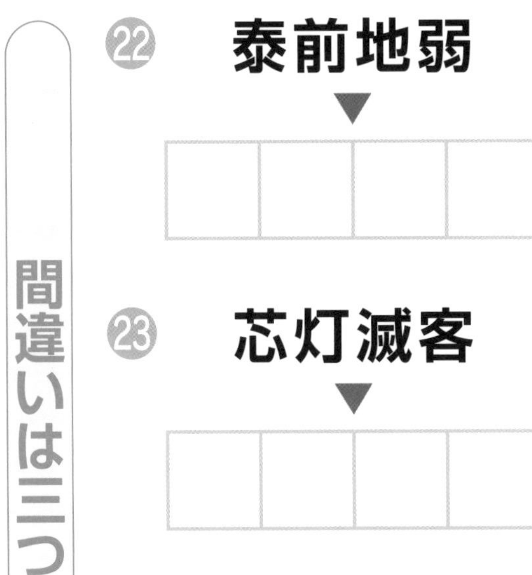

間違いは三つ

㉒ 泰前地弱

▼

□□□□

㉓ 芯灯滅客

▼

□□□□

㉔ 守捨洗濯

▼

□□□□

解答　⑬以心伝心、⑭一日千秋、⑮内助之功、⑯初志貫徹、⑰諸行無常、⑱博学多才、⑲人海戦術、⑳才色兼備、㉑前人未到、㉒泰然自若、㉓心頭滅却、㉔取捨選択

鏡文字熟語クイズ

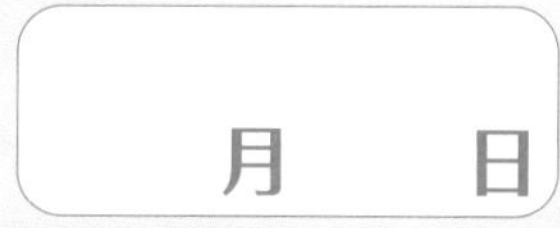

実践日

月　日

難易度③★★★☆☆

各問、鏡に映すと正しい文字になる「鏡文字」が表示されています。鏡文字を頭の中で正しい文字に変換したうえで、すべての文字を１度使って３文字・４文字・５文字の熟語を作ってください。

❶

賛	慶	画	安
職	所	弁	業
内	定	自	自

①

②

③

❷

関	議	白	訶
摩	高	思	主
最	潮	不	亭

①

②

③

❸

川	自	端	敷
然	会	淘	井
議	戸	汰	河

①

②

③

❹

展	火	発	山
大	途	風	円
上	団	林	国

①

②

③

解答 ❶①内弁慶②自画自賛③職業安定所、❷①最高潮②亭主関白③摩訶不思議、❸①河川敷②自然淘汰③井戸端会議、❹①大団円②風林火山③発展途上国

脳活ポイント

右脳が刺激され直感力アップ!

左右に裏返された鏡文字を読み取ることで、イメージ力をつかさどる右脳が刺激され、直感力が大いに磨かれます。また、想起力と語彙力、想像力も同時に鍛えることができます。

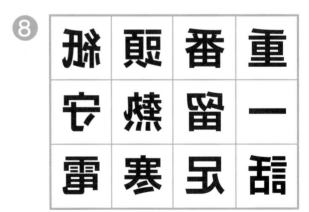

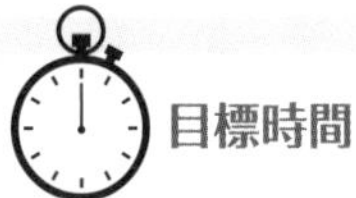

目標時間

50代まで	60代	70代以上
15分	25分	30分

正答数 ／24問　かかった時間 分

5

省	粉	生	登
労	骨	門	働
砕	竜	身	厚

①
②
③

6

前	工	事	聞
和	人	人	代
未	他	甘	料

①
②
③

7

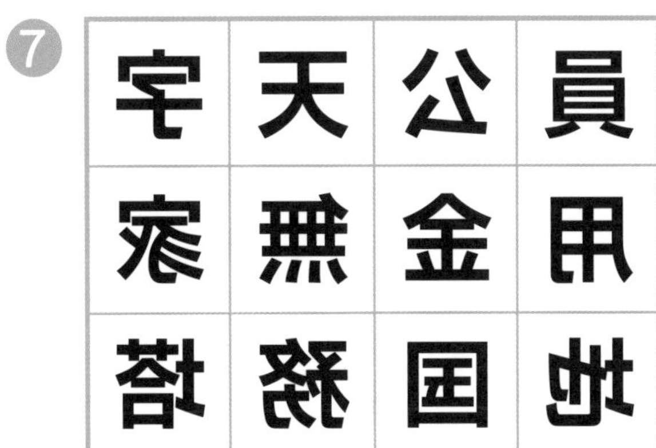

①
②
③

8

紙	頭	番	重
守	熱	留	一
電	寒	足	話

①
②
③

解答 ⑤①登竜門②粉骨砕身③厚生労働省、⑥①他人事②前代未聞③人工甘味料、⑦①金字塔②天地無用③国家公務員、⑧①紙一重②頭寒足熱③留守番電話

24日目 同音二字熟語探し

実践日

月　日

難易度③★★★☆☆

Ⓐと Ⓑの□□には、同じ読みの二字熟語が入りますが、意味も漢字も違います。前後の文脈から推測して、ⒶⒷそれぞれの解答欄に正しい二字熟語を書き込んでください。

❶
Ⓐ刑事が誘拐事件を□□している。
Ⓑハンドルを□□して車の運転をする。

Ⓐ□□　Ⓑ□□

❷
Ⓐ□□事態が発生して驚いた。
Ⓑこのイベントには１万人□□が参加した。

Ⓐ□□　Ⓑ□□

❸
Ⓐ病院に行ったら高血糖を□□に指摘された。
Ⓑ目標を到達まで自分の□□を貫く。

Ⓐ□□　Ⓑ□□

❹
Ⓐリンカーンの奴隷□□宣言。
Ⓑ母の病状が□□に向かい、安心した。

Ⓐ□□　Ⓑ□□

❺
Ⓐ神社にお参りして□□円満を願った。
Ⓑ生物は進化の□□で環境に適応した。

Ⓐ□□　Ⓑ□□

❻
Ⓐ明日は早いので朝５時に□□する。
Ⓑテレビの天気予報で□□情報を確認。

Ⓐ□□　Ⓑ□□

❼
Ⓐ間違いがあったので□□した。
Ⓑ夜に活動する動物の□□について調べた。

Ⓐ□□　Ⓑ□□

❽
Ⓐ日本では□□折々の景色を楽しめる。
Ⓑこの楽団の□□者は有名人だ。

Ⓐ□□　Ⓑ□□

解答 ❶Ⓐ捜査Ⓑ操作、❷Ⓐ異常Ⓑ以上、❸Ⓐ医師Ⓑ意志、❹Ⓐ解放Ⓑ快方
❺Ⓐ家庭Ⓑ過程、❻Ⓐ起床Ⓑ気象、❼Ⓐ修正Ⓑ習性、❽Ⓐ四季Ⓑ指揮

脳活ポイント

頭を使う楽しさが身につく

同じ発音でも意味が違う熟語探しは、ダジャレのようで楽しく記憶に残ります。ものを覚えるときに退屈に感じずに続けられて、集中力が鍛えられます。自分の語彙も増えて、いいことずくめです。

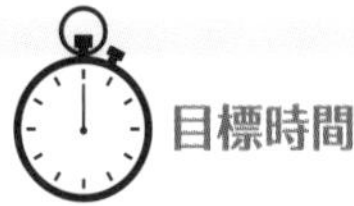

目標時間

50代まで	60代	70代以上
20分	30分	40分

正答数 ／16問　かかった時間 分

⑨ Ⓐ□□違いな返事をされて腹が立った。
Ⓑご意見は十分に□□します。

Ⓐ□□ Ⓑ□□

⑩ Ⓐ演奏が始まったらどうぞご□□ください。
Ⓑ子供がすくすく□□する。

Ⓐ□□ Ⓑ□□

⑪ Ⓐ店内を□□するため来月まで閉店する。
Ⓑこの電車は□□だから乗れない。

Ⓐ□□ Ⓑ□□

⑫ Ⓐこの辺りの地価が□□している。
Ⓑ□□無稽な小説を読んだ。

Ⓐ□□ Ⓑ□□

⑬ Ⓐ時代劇の史実を□□した。
Ⓑ取引先と値段の□□をした。

Ⓐ□□ Ⓑ□□

⑭ Ⓐ処方薬の□□について医師にたずねた。
Ⓑ秋は□□が美しいので山を見に行こう。

Ⓐ□□ Ⓑ□□

⑮ Ⓐ平成28□□の予算が決まった。
Ⓑ図工の時間に□□細工を作った。

Ⓐ□□ Ⓑ□□

⑯ Ⓐ結婚式の服装は□□で参加する。
Ⓑボランティアで公園を□□した。

Ⓐ□□ Ⓑ□□

解答 ⑨Ⓐ見当Ⓑ検討、⑩Ⓐ清聴Ⓑ成長、⑪Ⓐ改装Ⓑ回送、⑫Ⓐ高騰Ⓑ荒唐、⑬Ⓐ考証Ⓑ交渉、⑭Ⓐ効用Ⓑ紅葉、⑮Ⓐ年度Ⓑ粘土、⑯Ⓐ正装(盛装)Ⓑ清掃

25日目 漢字熟語しりとり

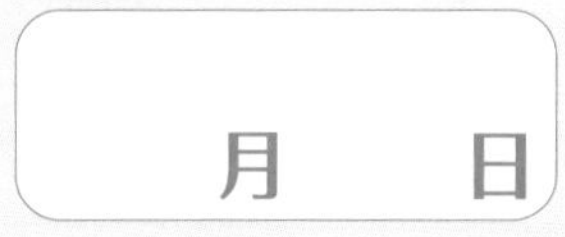

実践日

月　　日

難易度④★★★★☆

７つの漢字を使い、二字熟語をしりとりで作ります。できた二字熟語の右側の漢字が、次の二字熟語の左側の漢字になります。答えの最初と最後の漢字は１度しか使いません。うまくつながるように埋めてください。

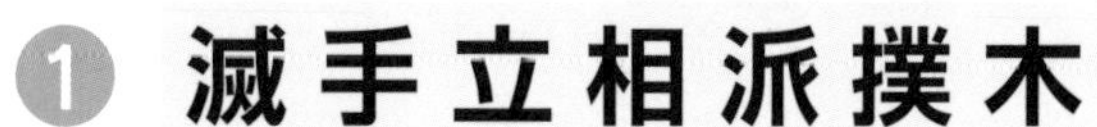

❶ 滅 手 立 相 派 撲 木

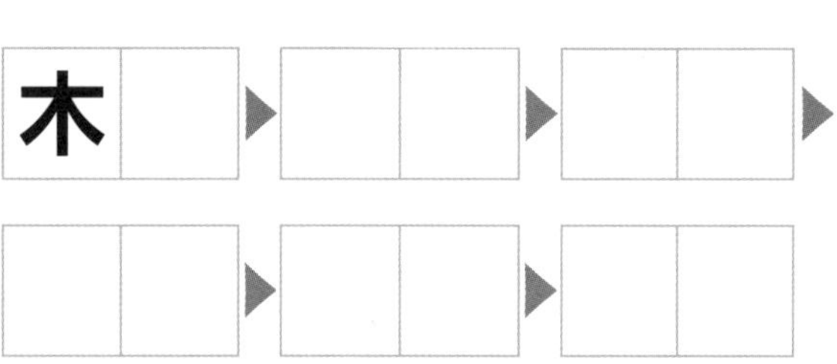

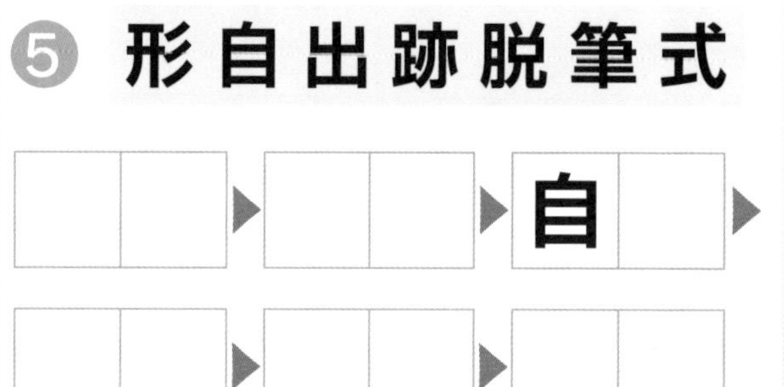

❺ 形 自 出 跡 脱 筆 式

❷ 末 正 開 座 公 端 始

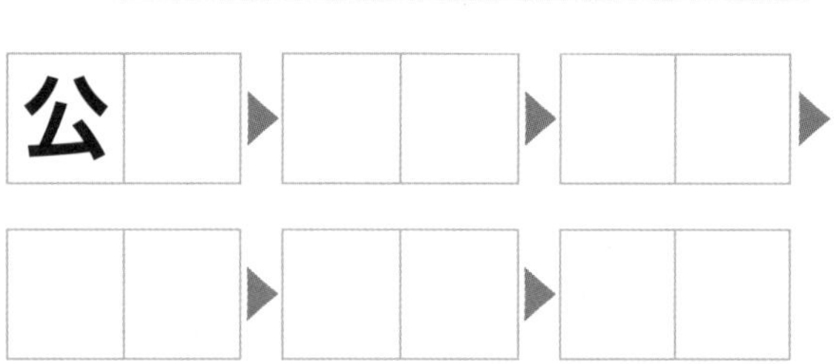

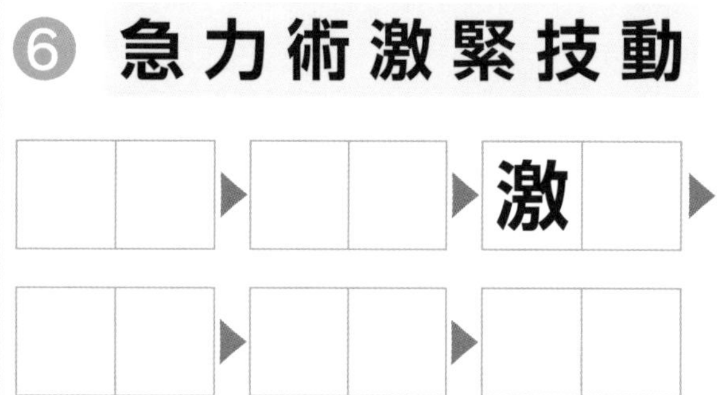

❻ 急 力 術 激 緊 技 動

❸ 有 心 無 地 傷 蔵 共

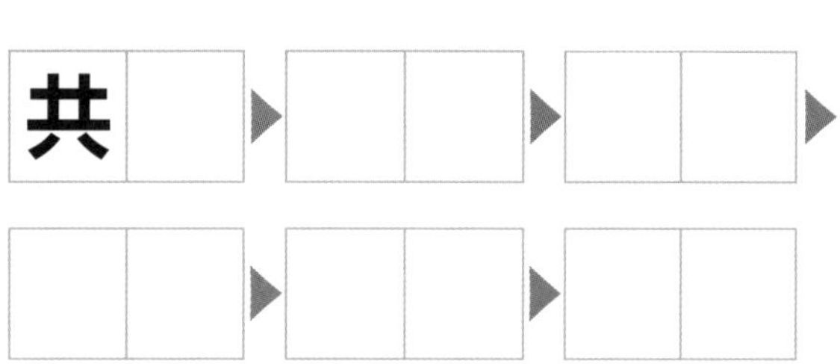

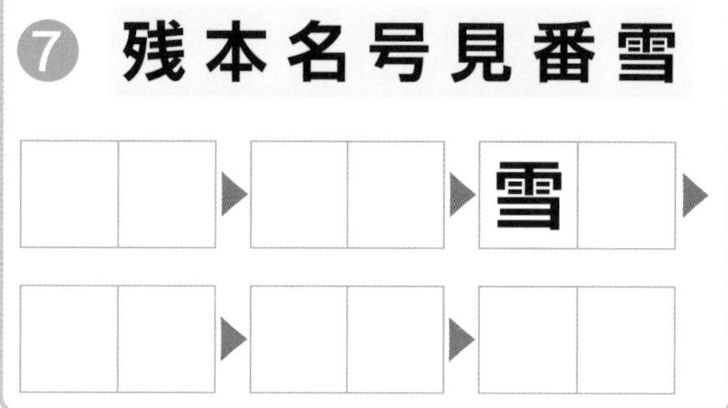

❼ 残 本 名 号 見 番 雪

❹ 休 談 誌 運 笑 日 面

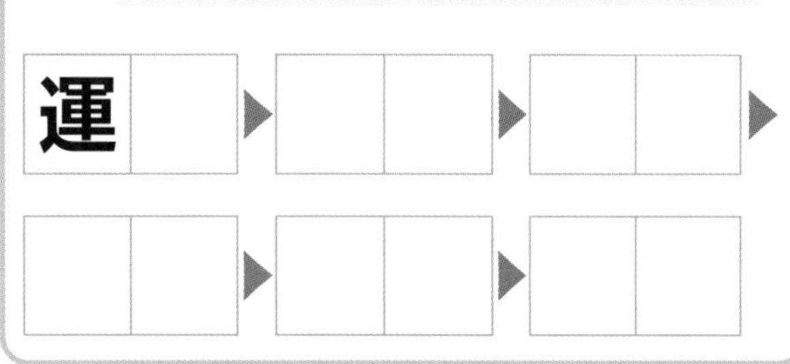

❽ 腹 欠 当 補 航 芸 空

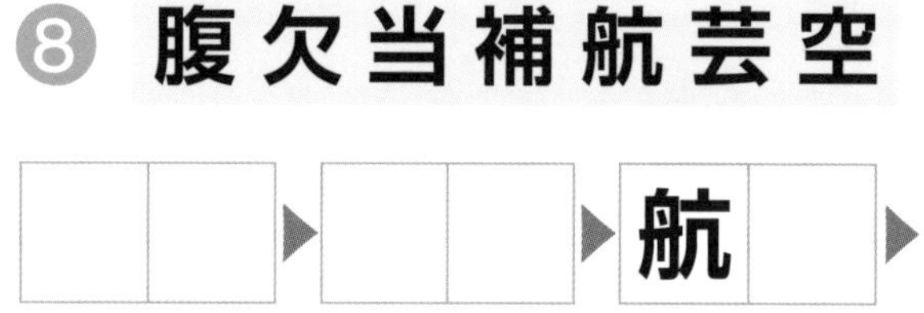

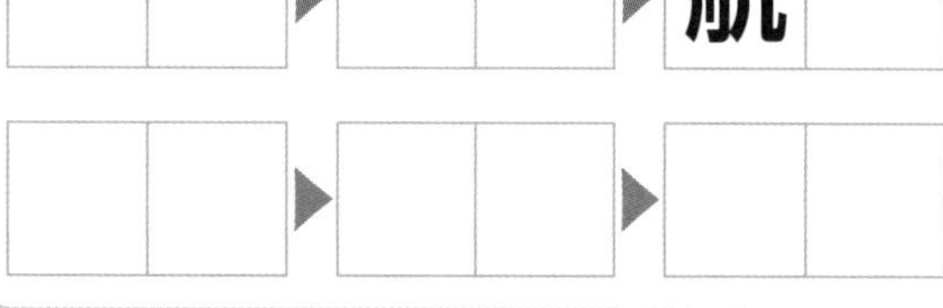

解答

❶木立→立派→派手→手相→相撲→撲滅、❷公開→開始→始末→末端→端正→正座、
❸共有→有無→無傷→傷心→心地→地蔵、❹運休→休日→日誌→誌面→面談→談笑、
❺脱出→出自→自筆→筆跡→跡形→形式、❻緊急→急激→激動→動力→力技→技術、
❼名残→残雪→雪見→見本→本番→番号、❽補欠→欠航→航空→空腹→腹芸→芸当

脳活ポイント

言語中枢を一段と磨く!

熟語をしりとりのようにつなげて並べることで、言語中枢である側頭葉を活性化させる効果が期待できます。また、想起力と洞察力、情報処理力も大いに鍛えられます。

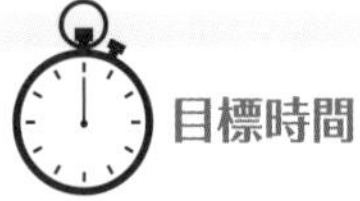
目標時間

50代まで	60代	70代以上
30分	45分	60分

正答数 ／16問　かかった時間 分

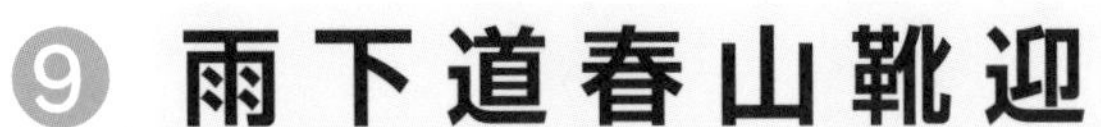
⑨ 雨下道春山靴迎

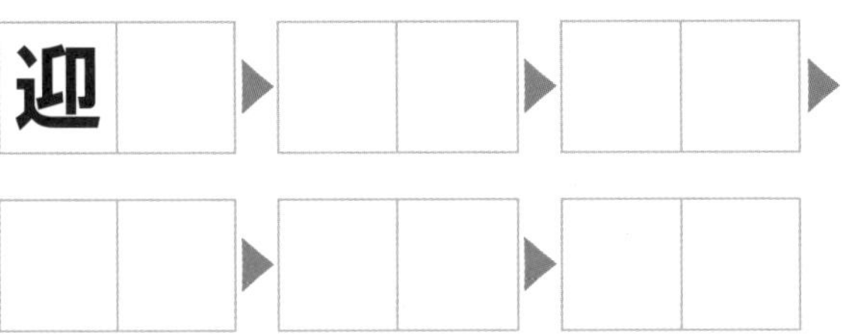

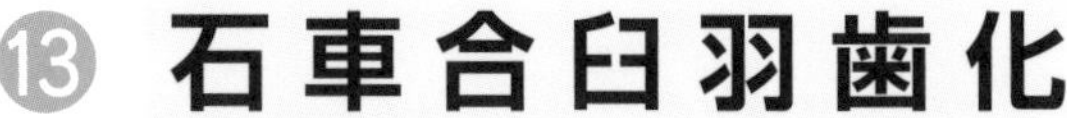
⑬ 石車合臼羽歯化

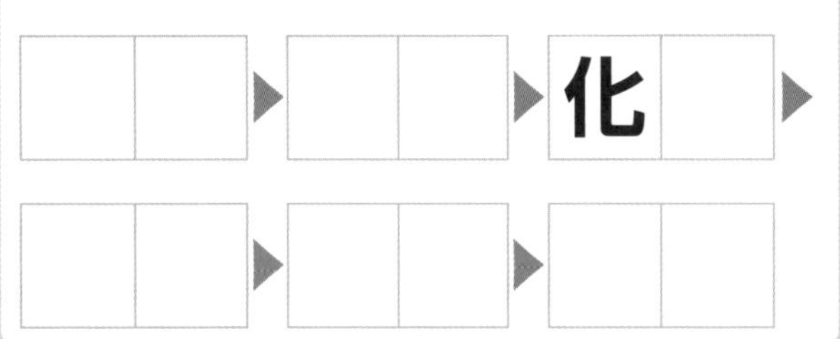

⑩ 家車口電窓実来

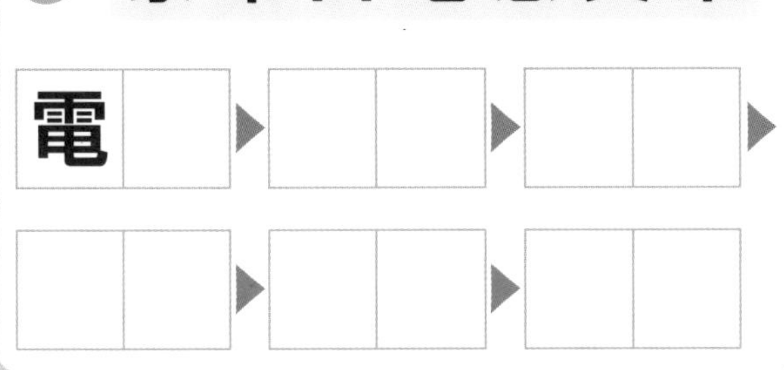

⑭ 調句挑進節発歩

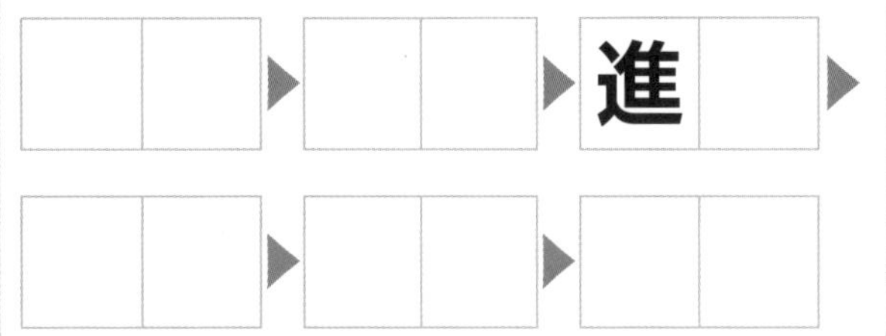

⑪ 脱居離鳥隔水間

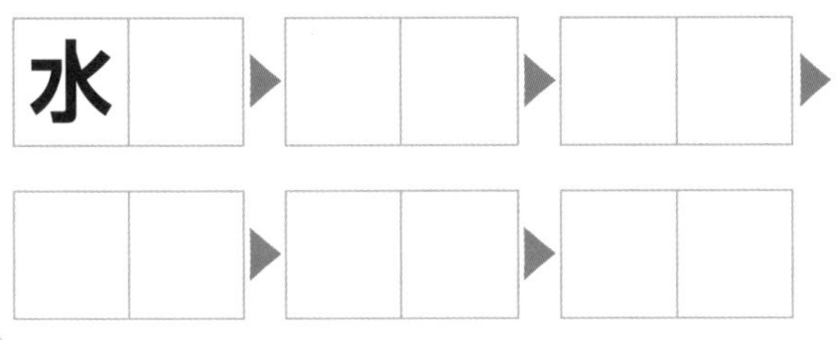

⑮ 質助品肌救手素

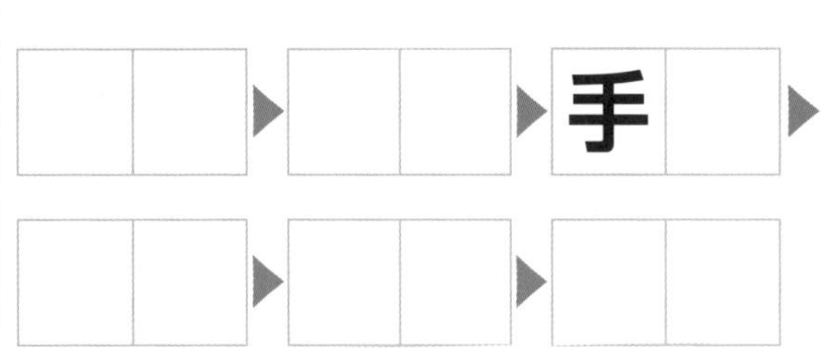

⑫ 判解談見決凍意

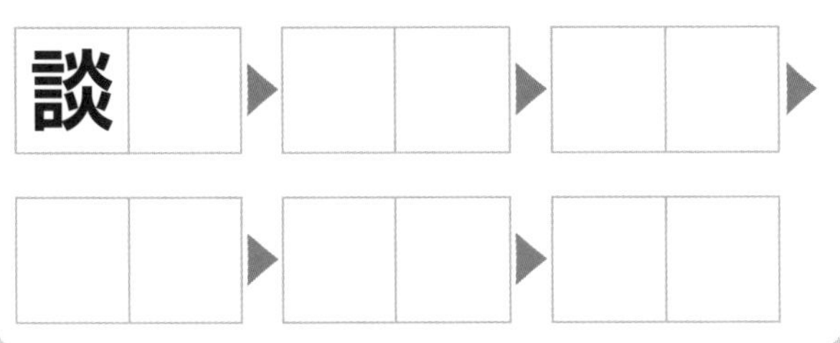

⑯ 番金雲出星頭輪

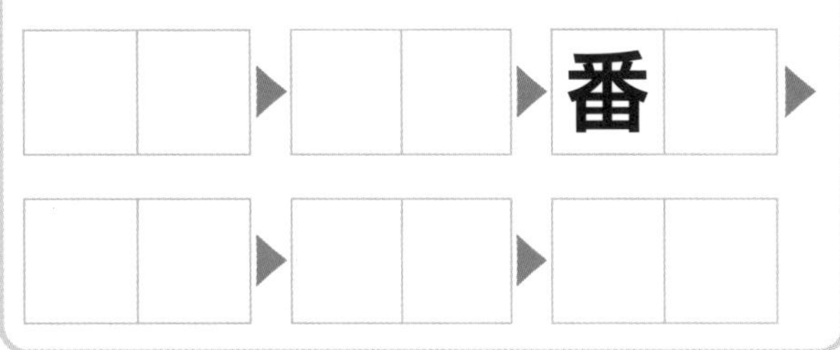

解答
⑨迎春→春雨→雨靴→靴下→下山→山道、⑩電車→車窓→窓口→口実→実家→家来、
⑪水鳥→鳥居→居間→間隔→隔離→離脱、⑫談判→判決→決意→意見→見解→解凍、
⑬合羽→羽化→化石→石臼→臼歯→歯車、⑭挑発→発進→進歩→歩調→調節→節句、
⑮救助→助手→手品→品質→質素→素肌、⑯輪出→出番→番頭→頭金→金星→星雲

26日目 漢字ジグソー

実践日

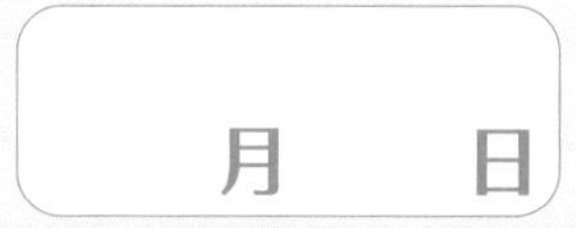

月　日

難易度❹★★★★☆

各問、ある１つの漢字が４つの断片に分かれています。それらのピースを頭の中で組み合わせ、元の漢字１字を当ててください。まず、答えの漢字を思い浮かべ、問題と照らし合わせると答えやすいでしょう。

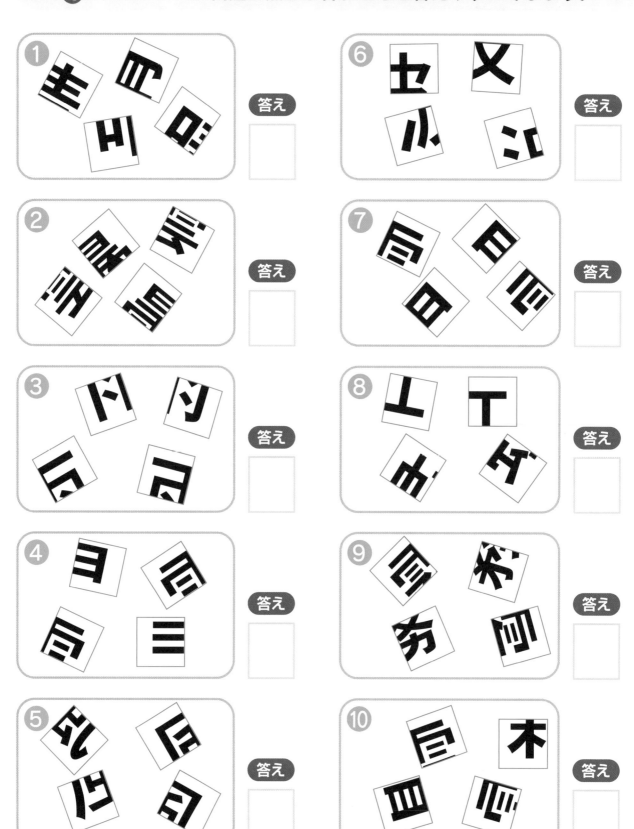

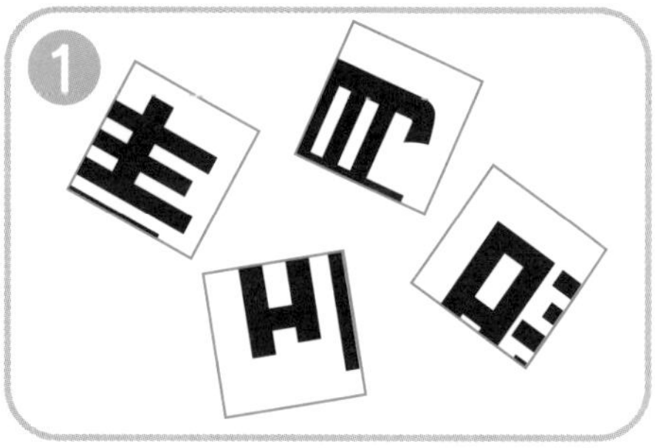

❶ 答え

❻ 答え

❷ 答え

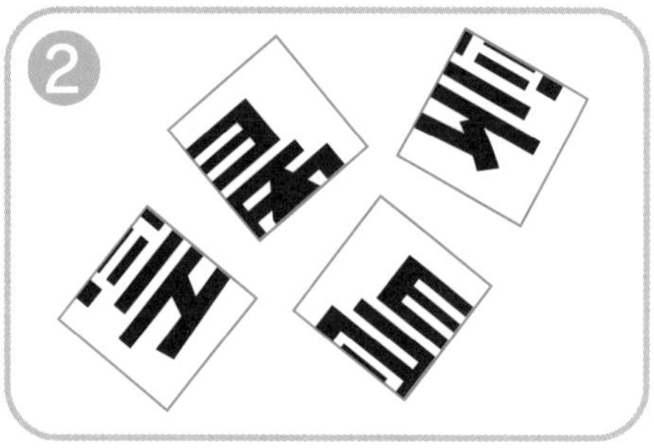

❼ 答え

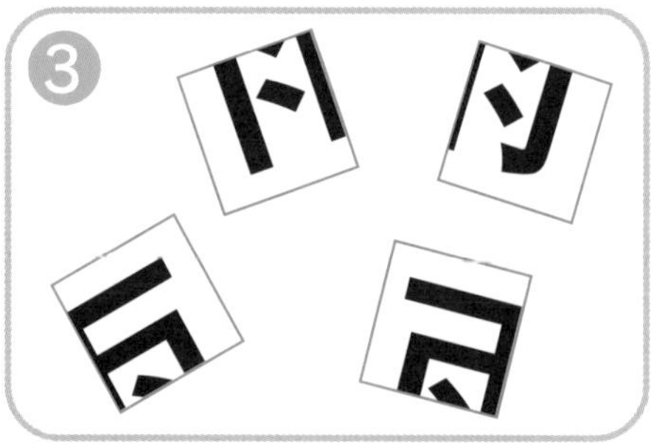

❸ 答え

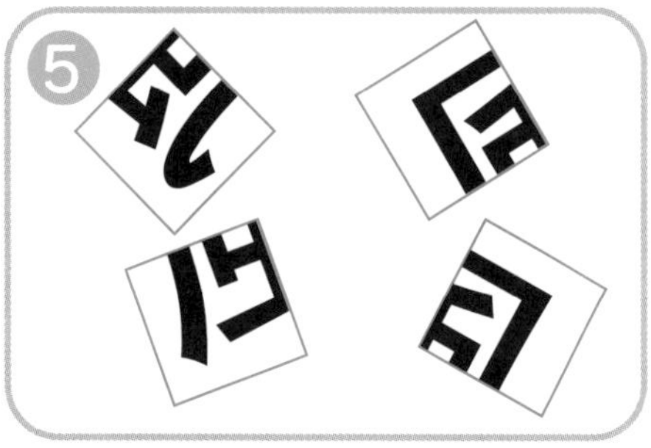

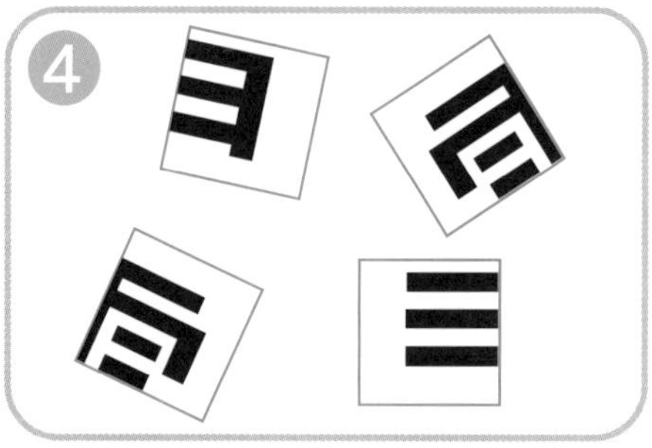

❽ 答え

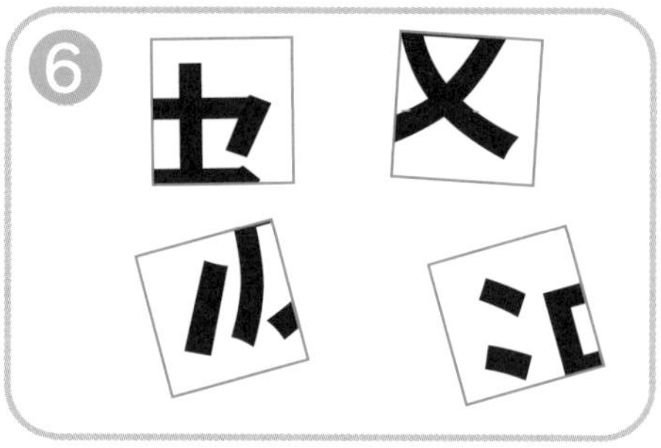

❹ 答え

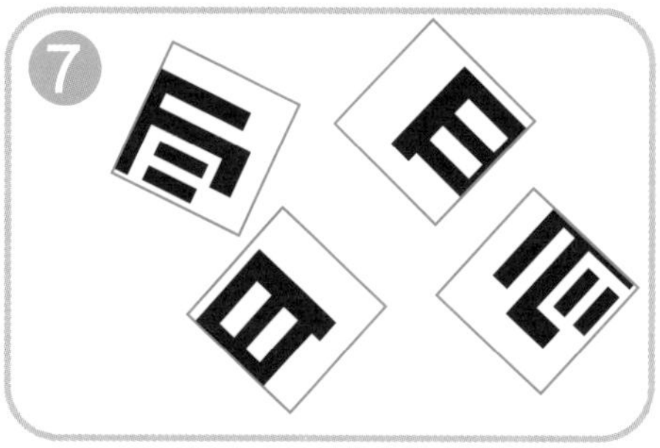

❾ 答え

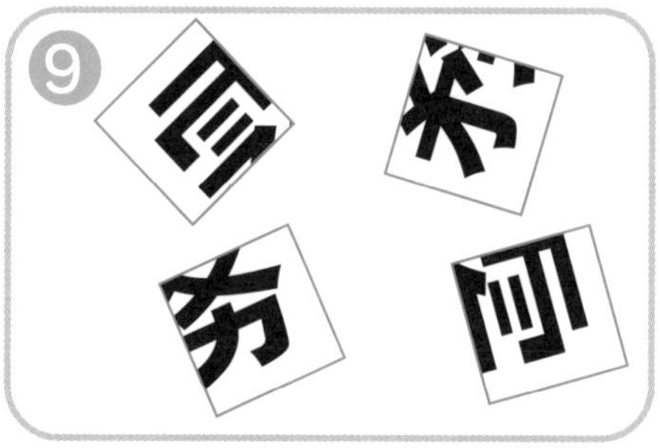

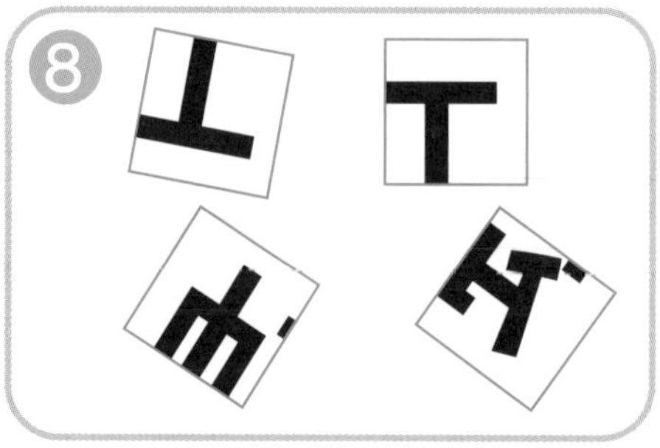

❺ 答え

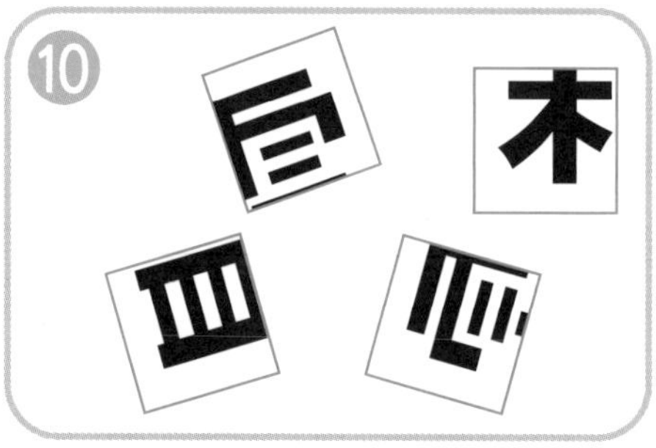

❿ 答え

解答 ❶晴、❷曇、❸雨、❹雪、❺風、❻波、❼雷、❽虹、❾霧、❿霜

目標時間

50代まで	60代	70代以上
30分	40分	50分

正答数　　　　かかった時間

／20問　　　　分

脳活ポイント

直感力も漢字力も鍛える！

頭の中で完成図をイメージしたり、ピースの組み合わせを直感的に判断したりするため、イメージ力や直感力を担う右脳の活性化に役立つほか、想起力・判断力も養われます。

⑪
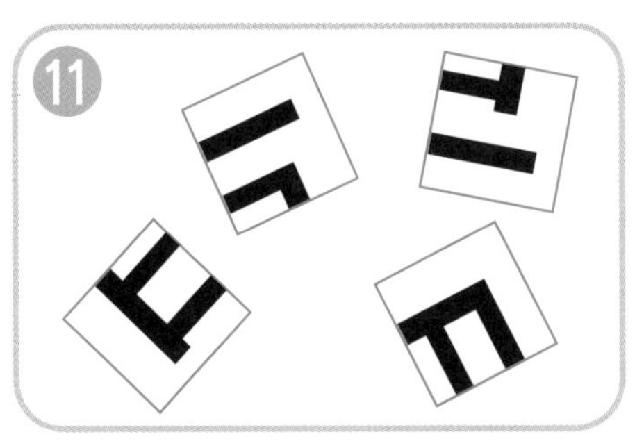
答え

⑯
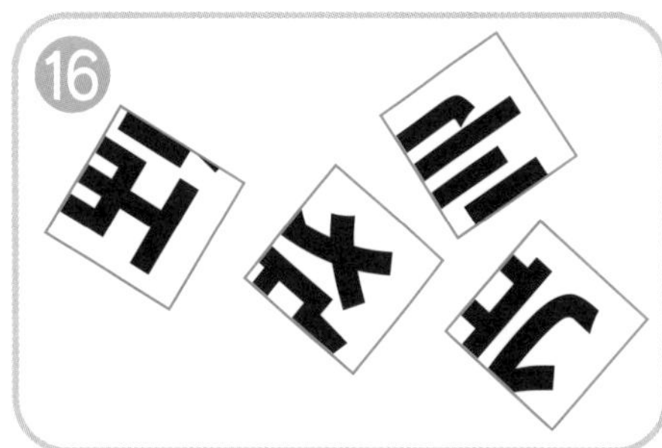
答え
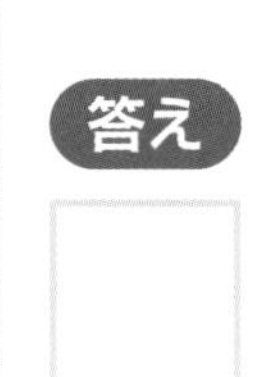

⑫
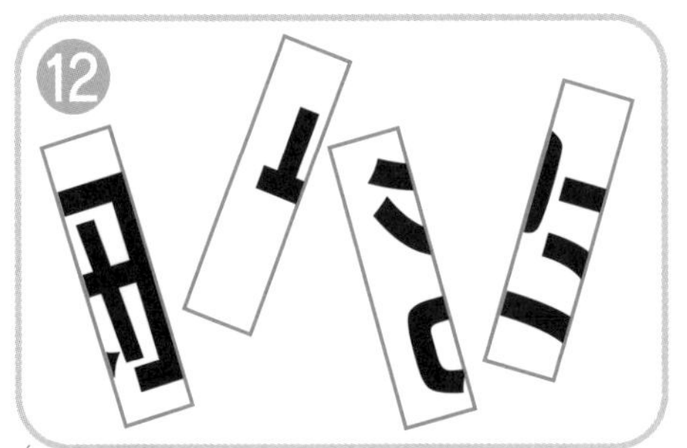
答え
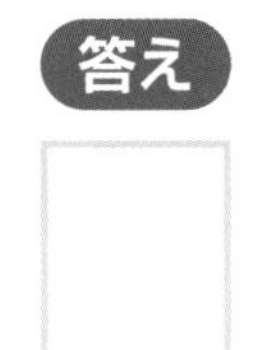

⑰
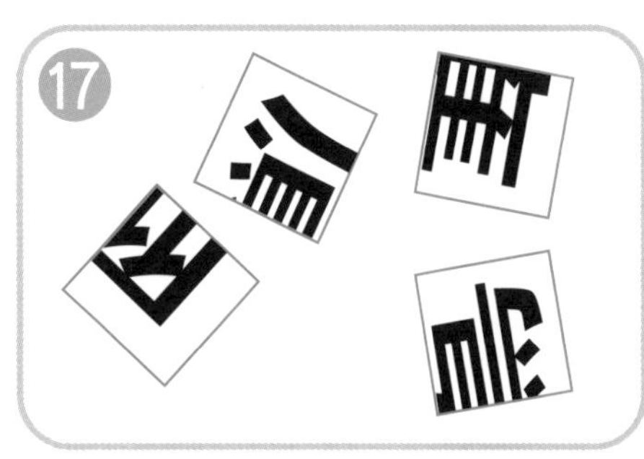
答え
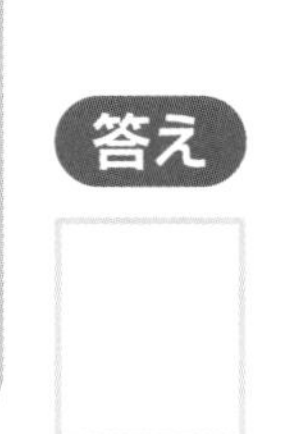

⑬
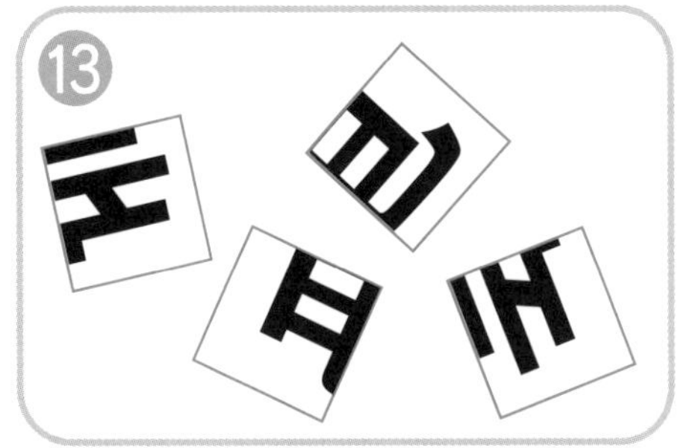
答え
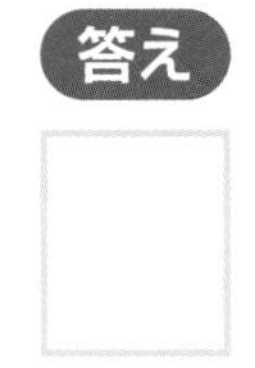

⑱
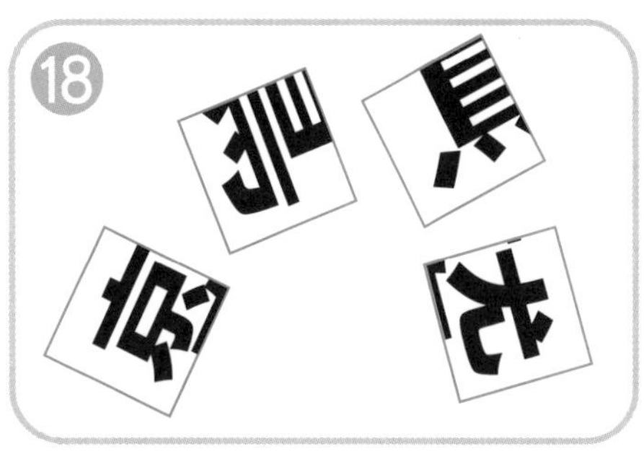
答え
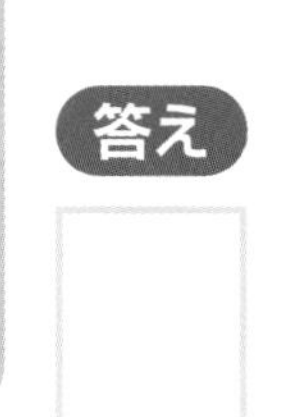

⑭
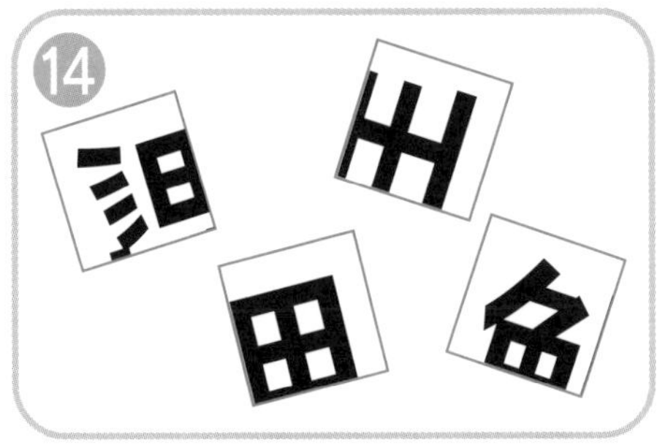
答え
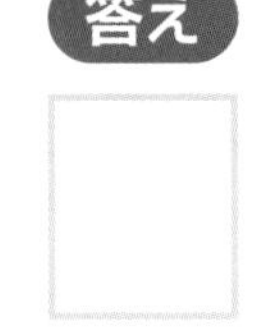

⑲
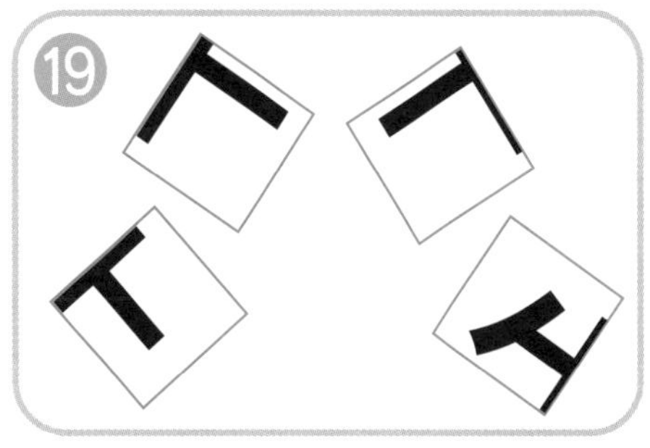
答え
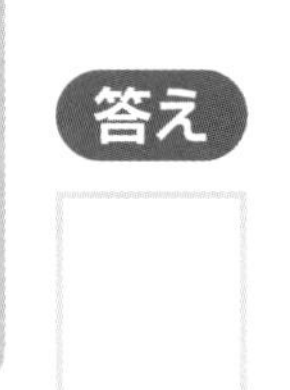

⑮
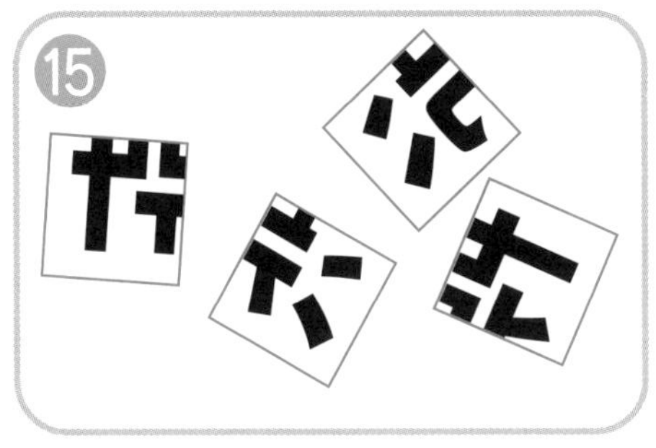
答え
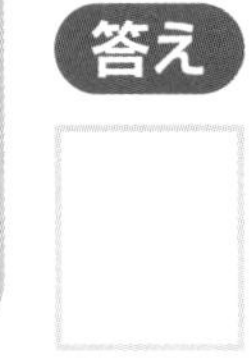

⑳
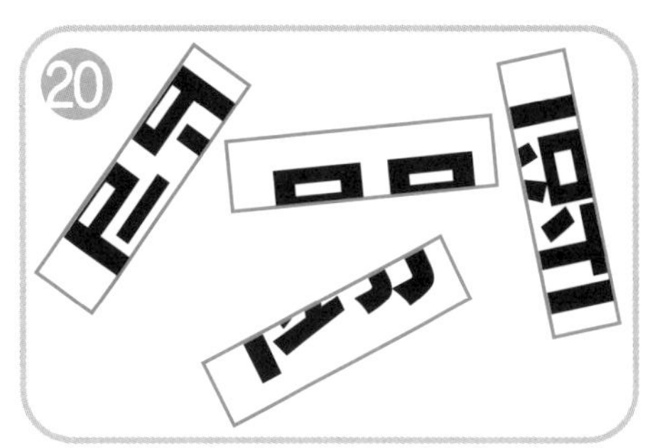
答え

解答　⑪巨、⑫虎、⑬亀、⑭鯉、⑮燕、⑯獅、⑰鷹、⑱鷲、⑲牛、⑳鴎

27日目 立体漢字パズル

実践日

月　日

難易度❸★★★☆☆

❶～❼、⑩～⑯には、さまざまな方向から見た立体の漢字１文字が提示されています。その漢字が何かを答えるとともに、解答となっている７つの漢字を１つずつ用いて三字熟語と四字熟語を作ってください。

❶

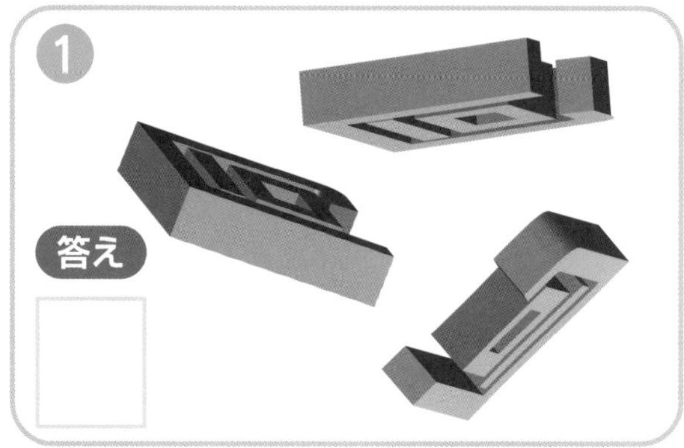

答え

❺

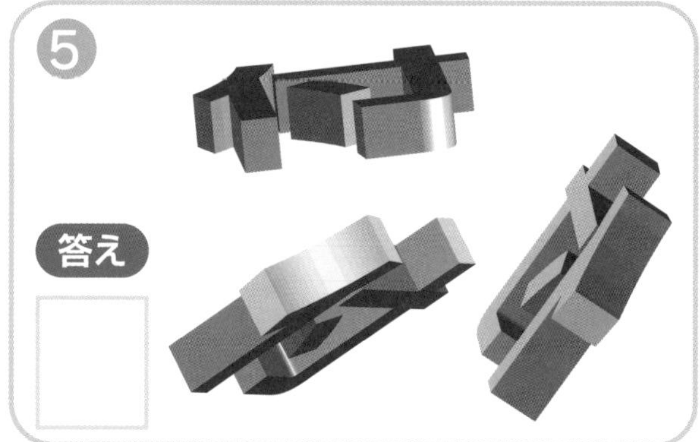

答え

❷

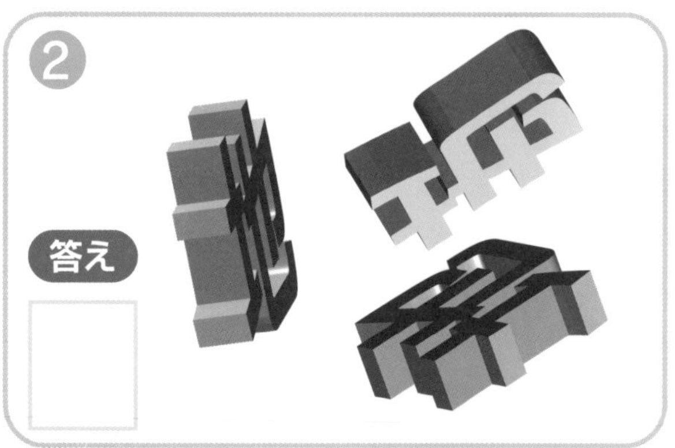

答え

❻

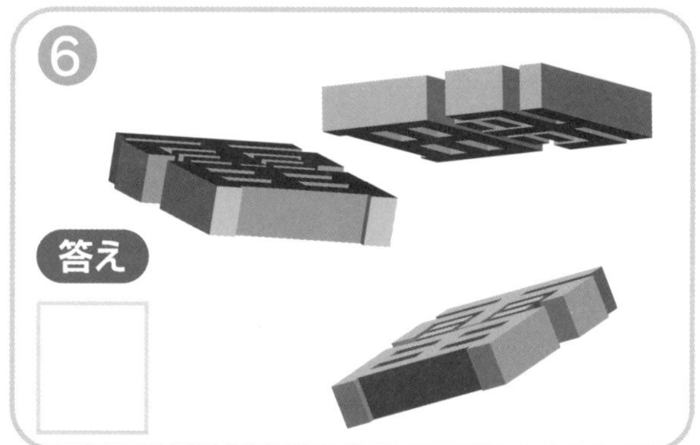

答え

❸

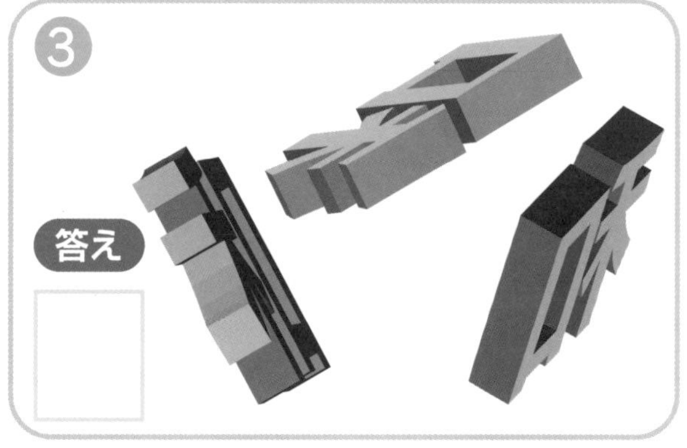

答え

❼

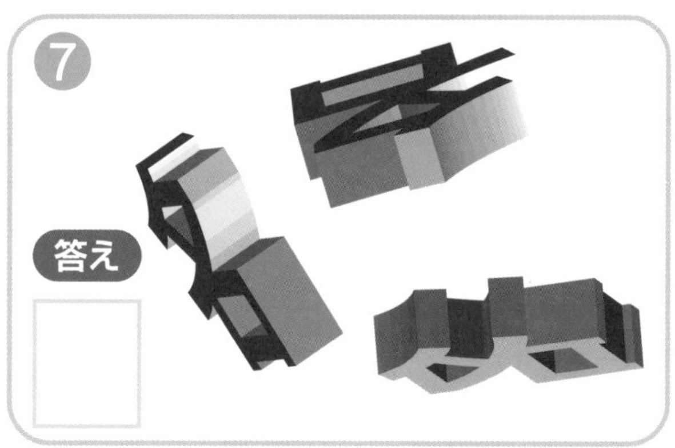

答え

❹

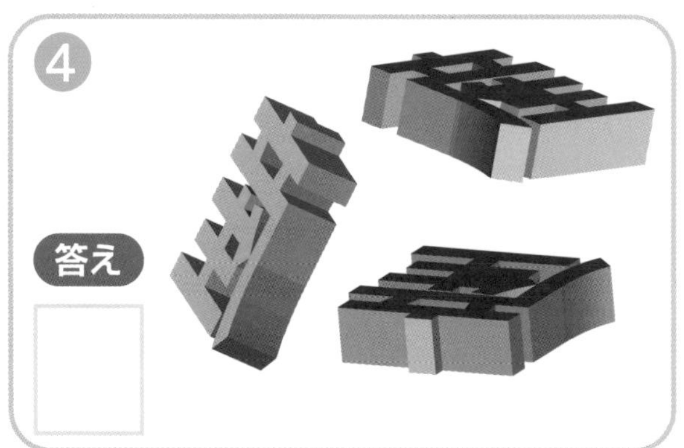

答え

❽ ❶～❼の漢字のうち、3つを使って三字熟語を答えてください

答え

❾ ❶～❼の漢字のうち、4つを使って四字熟語を答えてください

答え

解答 ❶回、❷地、❸和、❹産、❺付、❻雷、❼名、❽名産地、❾付和雷同

脳活ポイント

頭頂葉を断然刺激!

さまざまな方向から見た立体の情報を脳で把握することで、認知力アップに大いに役立ちます。また、熟語を作るさいに脳の言語中枢である側頭葉が活性化する効果が見込まれます。

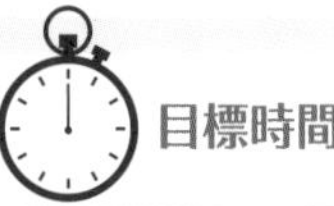

目標時間

50代まで	60代	70代以上
6分	8分	10分

正答数 ／18問

かかった時間 分

⑩

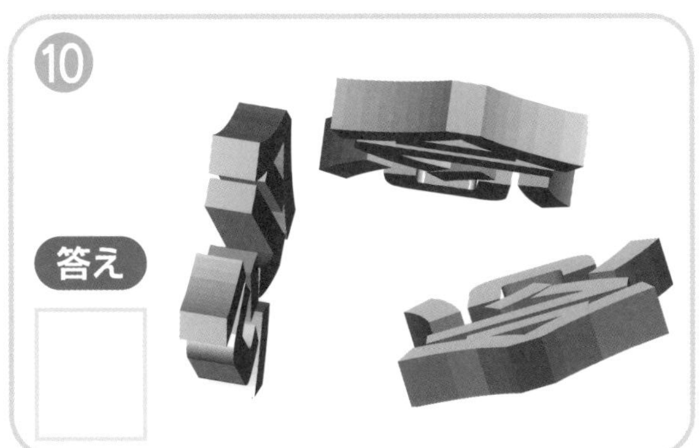

答え

⑭

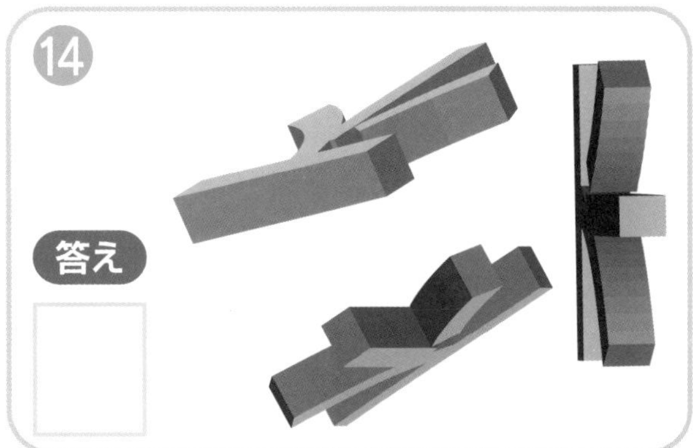

答え

⑪

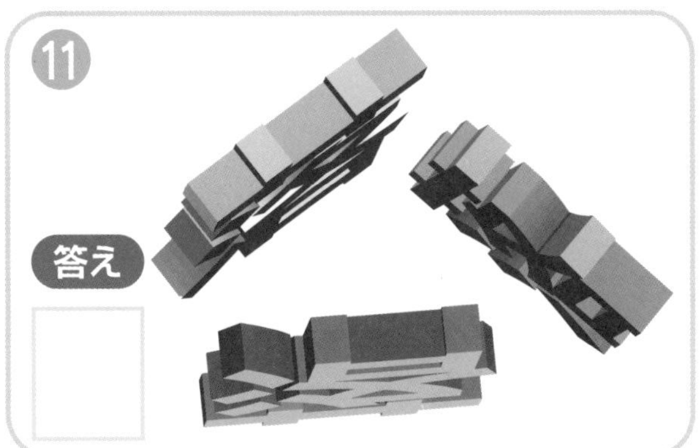

答え

⑮

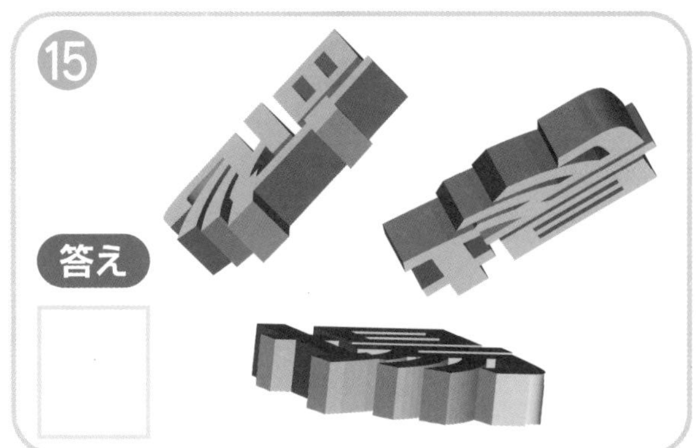

答え

⑫

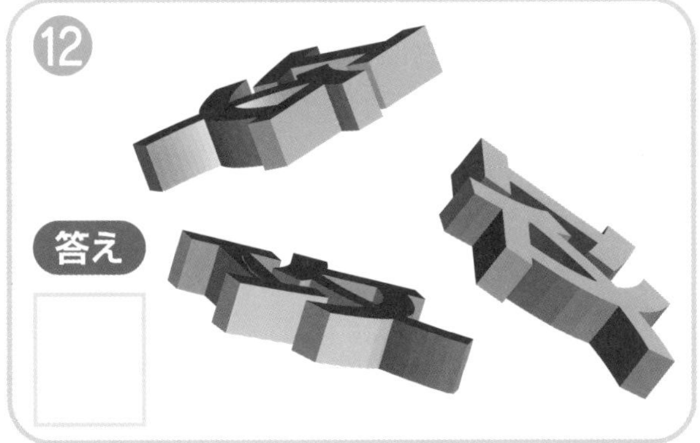

答え

⑯

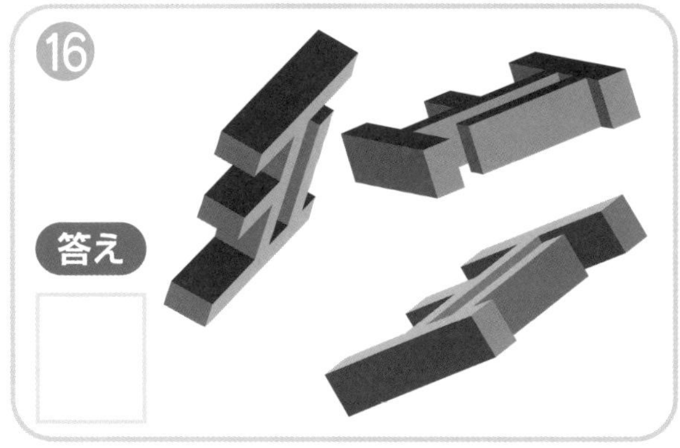

答え

⑬

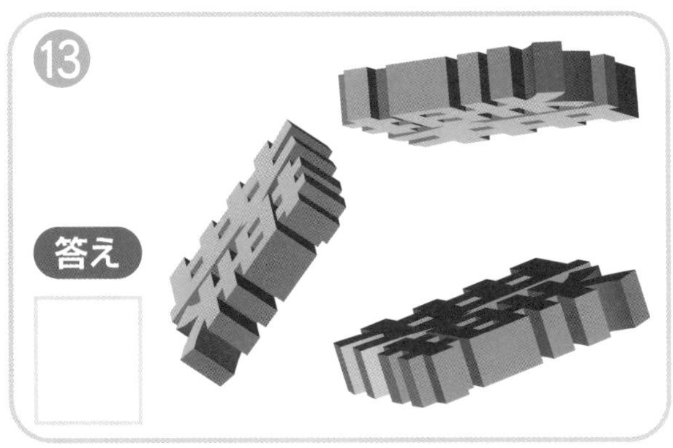

答え

⑰ ⑩～⑯の漢字のうち、3つを使って三字熟語を答えてください

答え

⑱ ⑩～⑯の漢字のうち、4つを使って四字熟語を答えてください

答え

解答 ⑩念、⑪落、⑫攻、⑬難、⑭不、⑮場、⑯正、⑰正念場、⑱難攻不落

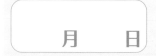

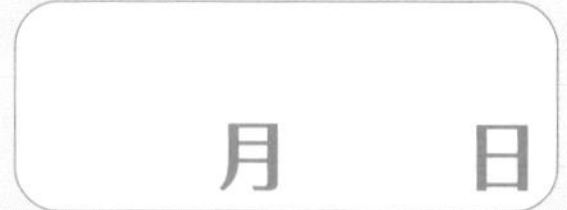

二字熟語足し算

実践日

月　　日

難易度④★★★★☆

問題の各マスには、ある二字熟語を構成する漢字の一部がバラバラに分割されて書かれています。それらを足し算のように頭の中で組み合わせ、でき上がる二字熟語を解答欄に書いてください。

①
月 ＋ 井 ＋ ナ ＋ ハ ＝ □□

②
合 ＋ 心 ＋ ⺮ ＋ 广 ＝ □□

③
王 ＋ 衣 ＋ 見 ＋ 主 ＝ □□

④
咼 ＋ ム ＋ 土 ＋ 辶 ＝ □□

⑤
大 ＋ 田 ＋ 囗 ＋ 木 ＝ □□

⑥
十 ＋ 寸 ＋ 言 ＋ 日 ＋ 土 ＝ □□

⑦
日 ＋ 求 ＋ 十 ＋ ト ＋ 王 ＝ □□

⑧
攵 ＋ 各 ＋ 产 ＋ 耳 ＋ 木 ＝ □□

⑨
巨 ＋ ヨ ＋ 乡 ＋ 帀 ＋ リ ＋ 阝 ＝ □□

解答 ①共有、②応答、③表現、④過去、⑤因果、⑥時計、⑦卓球、⑧厳格、⑨帰郷

脳活ポイント

注意力が冴えわたる

バラバラになった漢字の偏やつくりからもとの字を推理して熟語にするには、集中力に加えて細かな注意力が必要になります。くり返して問題を解けば、うっかりミスが少なくなっていくでしょう。

目標時間

50代まで	60代	70代以上
15分	20分	25分

正答数　　かかった時間

／18問　　分

⑩ 寸 ＋ 厂 ＋ 文 ＋ 又 ＝ □□

⑪ 刀 ＋ 木 ＋ 八 ＋ 斤 ＝ □□

⑫ 又 ＋ 㑒 ＋ 爫 ＋ 馬 ＝ □□

⑬ 貝 ＋ 人 ＋ 口 ＋ 王 ＝ □□

⑭ 貝 ＋ 产 ＋ 次 ＋ 生 ＝ □□

⑮ 廴 ＋ 宀 ＋ 广 ＋ 豕 ＋ 壬 ＝ □□

⑯ 牛 ＋ 氵 ＋ 角 ＋ 夬 ＋ 刀 ＝ □□

⑰ 女 ＋ 禺 ＋ 攵 ＋ 米 ＋ 亻 ＝ □□

⑱ 心 ＋ 宀 ＋ [illegible] ＋ 山 ＋ 阝 ＋ 必 ＝ □□

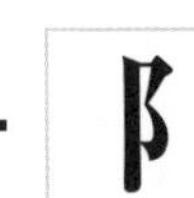

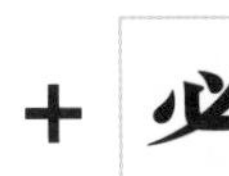

解答 ⑩反対、⑪分析、⑫受験、⑬全員、⑭資産、⑮家庭、⑯解決、⑰偶数、⑱隠密

二字熟語クロス

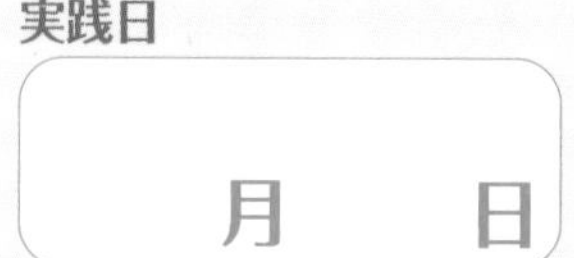

難易度 4 ★★★★☆

下のリストから、上下左右にある漢字と組み合わせて二字熟語を４つ作れる漢字を選び、中央のマスに記入します。ページごとに16問すべて解いたら、リストに残った４字の漢字から四字熟語を作ってください。

①

	時	
名		理
	謝	

②

	慎	
貴		要
	荷	

③

	権	
文		石
	粧	

④

	余	
復		行
	味	

⑤

	険	
嫌		意
	者	

⑥

	敬	
永		近
	足	

⑦

	楽	
家		上
	根	

⑧

	取	
索		力
	退	

⑨

	最	
勉		情
	引	

⑩

	音	
石		金
	痛	

⑪

	落	
却		手
	見	

⑫

	本	
弾		薬
	太	

⑬

	親	
様		孫
	宝	

⑭

	年	
当		雪
	陣	

⑮

	線	
色		典
	水	

⑯

	自	
政		水
	療	

①～⑯のリスト

治 子 引 悪 万 丸 重
初 千 代 香 強 別 遠
下 化 興 差 頭 屋

⑰ 四字熟語の答え

答え

解答
①代、②重、③化、④興、⑤悪、⑥遠、⑦屋、⑧引、⑨強、⑩頭、⑪下、⑫丸、⑬子、⑭初、⑮香、⑯治、⑰〈四字熟語の答え〉千差万別

脳活ポイント

思考力と想起力を磨く！

４つの二字熟語に共通する漢字を探すのに必要な思考力や想像力・洞察力や、漢字を思い出す想起力が養われると考えられます。また、漢字力や語彙力を向上させる効果も期待できるでしょう。

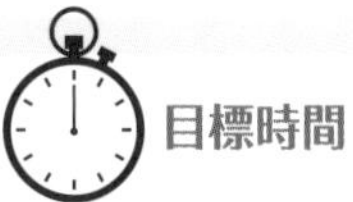

目標時間

50代まで	60代	70代以上
25分	35分	45分

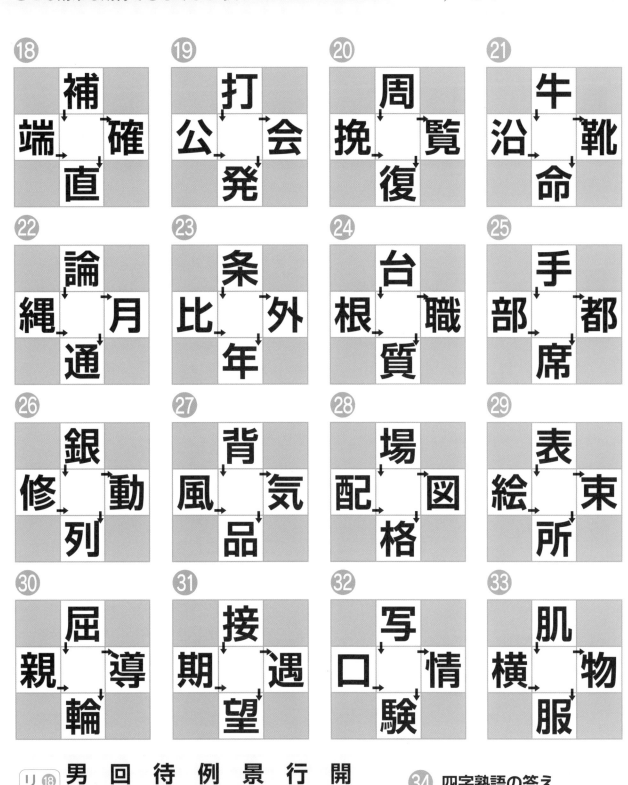

正答数 ／34問　　かかった時間 分

⑱

	補	
端		確
	直	

⑲

	打	
公		会
	発	

⑳

	周	
挽		覧
	復	

㉑

	牛	
沿		靴
	命	

㉒

	論	
縄		月
	通	

㉓

	条	
比		外
	年	

㉔

	台	
根		職
	質	

㉕

	手	
部		都
	席	

㉖

	銀	
修		動
	列	

㉗

	背	
風		気
	品	

㉘

	場	
配		図
	格	

㉙

	表	
絵		束
	所	

㉚

	屈	
親		導
	輪	

㉛

	接	
期		遇
	望	

㉜

	写	
口		情
	験	

㉝

	肌	
横		物
	服	

⑱〜㉝のリスト

男　回　待　例　景　行　開
合　首　札　女　指　実　老
正　若　革　着　文　本

㉞ 四字熟語の答え

答え

解答 ⑱正、⑲開、⑳回、㉑革、㉒文、㉓例、㉔本、㉕着、㉖行、㉗景、㉘合、㉙札、㉚指、㉛待、㉜実、㉝着、㉞＜四字熟語の答え＞老若男女

30日目 漢字ジグザグクロス

実践日
月　日

難易度5★★★★★

リストの熟語を使って空白のマスを埋め、A～Hのマスの漢字で三字熟語、四字熟語を作ってください。各熟語の1文字めは数字のマスに、2文字め以降は1つ前の文字と上下左右に隣接するマスに入ります。

1

答え

A	B	C

1陸		B	2児		3公	
4科			5株		6園	7育
8滑	9算				10遊	
C	11路			12社	13興	
14気						
15十				16忠		
		17九		18仏		A

リスト

1 陸上競技
2 児童公園
3 公教育
4 科学技術
5 株式会社
6 園遊会
7 育児費
8 滑走路
9 算術平均
10 遊興費
11 路地裏
12 社員食堂
13 興味関心
14 気分爽快
15 十中八九
16 忠誠心
17 九品仏
18 仏教徒

2

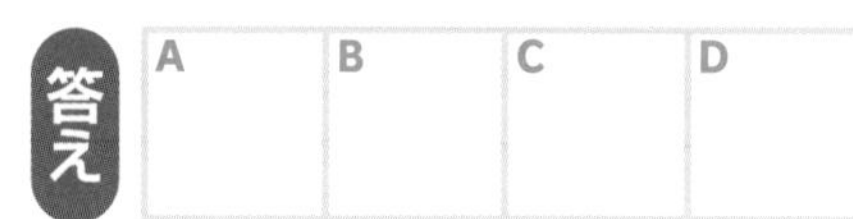

答え

A	B	C	D

1放		2門			3公			
4家	D	5休				6化		
		7経	B	8条		9反		
10血		11天					12千	
13糖		14自		15怪		16思		C
	17遠		18浄			19経	20分	
		21記			A			22器
		23模				24骨		
25世				26甲				

リスト

1 放送作家
2 門外不出
3 公定歩合
4 家庭教師
5 休日出勤
6 化学結合
7 経年変化
8 条件反射
9 反作用
10 血糖値
11 天変地異
12 千差万別
13 糖衣錠
14 自然浄化
15 怪気炎
16 思慮分別
17 遠洋漁業
18 浄瑠璃
19 経験豊富
20 分度器
21 記念式典
22 器械体操
23 模式図
24 骨密度
25 世界地図
26 甲状軟骨

脳活ポイント

語彙力と直感力を圧倒的に強化！

数十個の三字熟語･四字熟語が用いられているので、語彙力の鍛錬に役立つとともに、直感力・判断力・思考力が圧倒的に強化されます。初めてだと難しく感じますが、解き方がわかるととても面白いパズルです。

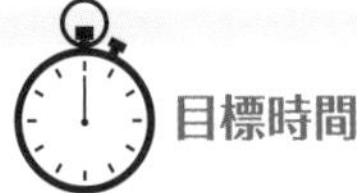

目標時間

50代まで	60代	70代以上
40分	50分	60分

正答数　／3問　　かかった時間　分

③

答え

A	B	C	D	E	F	G	H

1 全	G	2 広				3 集		4 成			5 地			6 市	
7 表		8 能			9 針			10 縁	F		11 老	12 舗			
A		13 敢			14 真		15 中		16 採					17 事	
18 苗			D	19 筆		20 守			21 用			22 群		23 喜	
24 現			25 座		C	26 最			27 路			28 手			
29 繊			30 親			31 可				32 案	33 内				B
34 赤	35 素			36 丼		37 基		38 活				39 証	40 明		
		41 下			42 半			43 弁			44 必			45 滅	
46 高	47 雨			48 行			E	49 展		50 壁			51 甘		
52 島	53 国		54 性		55 気		56 観			H	57 聞		58 不		
				59 説				60 車				61 道			

リスト

1 全知全能
2 広葉樹林
3 集大成
4 成功体験
5 地方都市
6 市民会館
7 表音文字
8 能力開発
9 針小棒大
10 縁故採用
11 老舗旅館
12 舗装工事
13 敢闘賞
14 真夜中
15 中枢神経
16 採血検査
17 事後承諾
18 苗字帯刀
19 筆跡鑑定
20 守護神
21 用意周到
22 群集心理
23 喜怒哀楽
24 現状維持
25 座席指定
26 最短経路
27 路線案内
28 手料理
29 繊維素
30 親子丼
31 可視光線
32 案山子
33 内容証明
34 赤道直下
35 素粒子
36 丼勘定
37 基礎体温
38 活火山
39 証拠隠滅
40 明太子
41 下馬評
42 半導体
43 弁論大会
44 必要経費
45 滅菌処理
46 高島田
47 雨天決行
48 行政指導
49 展覧会
50 壁新聞
51 甘味処
52 島国根性
53 国家予算
54 性善説
55 気球観測
56 観覧車
57 聞香道
58 不条理
59 説明書
60 車海老
61 道化役者

※解答は87ﾍﾟｰｼﾞをご覧ください

漢字脳活ひらめきパズル⑫ 解答

2日目 読み仮名しりとり

❶③②①⑤⑥④（なかま→まんげきょう→うおうさおう→うんえいひ→ひじょうぐち→ちきゅうおんだんか）、
❷②④③⑥①⑤（ひがさ→さいゆうりょくこうほ→ほくとしちせい→いさんそうぞく→くつばこ→ここんとうざい）、
❸②⑥⑤①④③（ふるす→すいめんか→かじ→じてんしゃそうぎょう→うこっけい→いしょくどうげん）、
❹①③⑥④②⑤（えんきょりれんあい→いなか→かざみどり→りっしんしゅっせ→せんとう→うんてんしゅ）、
❺③⑤④①⑥②（えんてんか→かじばどろぼう→うらわざ→ざせつ→つゆぞら→らくらいじょうほう）、
❻⑥②①⑤④③（よじじゅくご→ごうう→うまごや→やまたいこく→くちぐるま→まかふしぎ）、
❼①⑥③④②⑤（ひらて→てんねんきねんぶつ→つわもの→のうてんき→きんかくじ→じちたい）、
❽③⑤⑥①②④（きょうてんどうち→ちんこんか→かさいほうちき→きんじょめいわく→くちべに→にんぎょひめ）、
❾②①④⑥⑤③（なかみせ→せきゆ→ゆいいつむに→にっけいへいきんかぶか→かいきにっしょく→くさやきゅう）、
❿⑤②④①③⑥（せきにんてんか→かいし→しんけんしょうぶ→ぶし→しんてんち→ちゅうこういっかんきょういく）、
⓫⑤①④②③⑥（しょくひんてんかぶつ→ついき→きどあいらく→くみあい→いごこち→ちのうしすう）、
⓬②⑥③④①⑤（せかいし→しゅうぎぶくろ→ろとう→うづき→きどうしゅうせい→いちみとうがらし）、
⓭①③⑤②④⑥（せんぞ→ぞうに→にとうへんさんかくけい→いなか→かしいしょう→うみせんやません）、
⓮④⑥②⑤①③（しちぶそで→できふでき→きち→ちょうこうぜつ→つきよ→よていちょうわ）、
⓯②⑥③①⑤④（とうめいこうそくどうろ→ろうふうふ→ふうこうめいび→びゃくや→やくそくてがた→たいぜんじじゃく）、
⓰①⑤②④⑥③（ちゆ→ゆうち→ちょうりし→しさんか→かんいじゅうにかい→いしょくじゅう）

3日目 四字熟語ブロック

解答欄の四字熟語の順番はバラバラでかまいません。

❶

自	賛	画	方	人	臨
空	自	八	美	機	変
前	異	小	同	応	才
絶	後	大	兼	色	備

空前絶後
大同小異
自画自賛
臨機応変
才色兼備
八方美人

❷

前	難	表	裏	半	疑
多	途	一	右	半	不
一	憂	体	左	信	後
一	喜	往	往	前	覚

前後不覚
一喜一憂
右往左往
前途多難
表裏一体
半信半疑

❸

爛	当	妙	私	公	滅
天	真	即	奉	没	鬼
不	漫	意	神	出	気
大	敵	胆	鋭	進	新

大胆不敵
新進気鋭
天真爛漫
当意即妙
神出鬼没
滅私奉公

❹

五	三	日	物	見	遊
里	主	坊	山	出	身
霧	中	四	術	世	立
八	苦	苦	海	戦	人

五里霧中
四苦八苦
人海戦術
物見遊山
立身出世
三日坊主

その他のドリルの解答は各ページの下欄に記載しています。

15日目 漢字ジグザグクロス

●例題

1 国	立	2 荘	義
4 滅	公	園	主
私	奉	領	主
5 日	本	国	3 民

答え

A 行	B 楽	C 日	D 和

❶

1 漢	D 和	辞	2 道	祖	3 神	経	外	科
4 大	納	典	5 富	栄	養	6 対	象	秋
7 不	言	実	8 石	油	化	9 一	C 日	千
10 宮	中	A 行	事	11 文	学	12 風	光	明
13 軽	14 自	然	淘	15 太	16 全	戦	全	媚
車	17 動	物	汰	平	18 集	雨	19 勝	利
20 飛	行	園	府	B 楽	21 中	豪	22 手	投
23 雲	機	24 立	法	突	央	25 発	旗	信
散	霧	26 消	防	27 破	裂	音	記	号

答え

A 天	B 下	C 一	D 品	E 安	F 全	G 運	H 転

❷

1 移	H 転	通	2 液	体	窒	素	3 総	本	4 準	備	5 粗	製	乱	6 造	幣
7 人	工	知	8 不	倶	9 硫	化	鉄	10 山	岳	G 運	11 一	心	不	12 長	局
13 放	射	能	14 有	戴	15 情	景	16 出	生	地	動	17 面	18 目	躍	靴	B 下
19 粗	20 極	楽	頂	A 天	21 課	描	22 博	物	帯	23 大	願	標	如	24 郵	25 定
品	贈	26 鳥	瞰	図	題	27 写	真	館	28 未	就	成	達	29 配	便	期
30 意	呈	31 二	者	書	32 保	E 安	官	33 正	規	学	34 消	費	電	盤	35 取
思	統	C 一	択	36 予	期	不	37 栄	養	分	38 閣	外	39 協	力	選	捨
40 人	格	円	41 未	42 完	F 全	無	43 欠	陥	布	44 混	雑	調	性	択	45 明
46 任	期	満	47 両	成	48 敗	北	主	商	D 品	49 物	緩	和	50 活	快	朗
51 倦	怠	了	52 円	53 日	本	54 講	義	録	販	55 自	費	56 出	版	印	刷
57 鉄	血	宰	相	場	舞	踊	58 客	商	売	59 給	食	張	60 所	有	権

漢字脳活ひらめきパズル⑫ 解答

17日目 読み仮名しりとり

❶⑤②④③①⑥（しんちょうさ→さばく→くうちゅうぶんかい→いてざ→ざいばつ→ついほう）、
❷③⑤②①④⑥（まじめ→めいし→しゅじい→いちごいちえ→えんぶ→ぶんじょうじゅうたく）、
❸⑥③⑤②④①（いたがきたいすけ→けんお→おうきゅうしょち→ちょっこうちょっき→きほう→うばぐるま）、
❹①④③⑥⑤②（しにせ→せとないかい→いじわる→るすばんでんわ→わんりょく→くとうてん）、
❺③①④⑥②⑤（ふよ→ようしきび→びみょう→うたごえきっさ→さんみいったい→いりょうじゅうじしゃ）、
❻②④①③⑤⑥（えだまめ→めんざいふ→ふろうふし→しかくけい→いおう→うそはっぴゃく）、
❼④①⑥②⑤③（かじばどろぼう→うえきばち→ちんみ→みんしゅしゅぎ→ぎしんあんき→きじ）、
❽④⑥①②⑤③（こわもて→てもちぶさた→たいだ→だんまつま→まくらのそうし→しりめつれつ）
❾②⑥①④⑤③（ぞうに→にっこうとうしょうぐう→うきよえ→えいさいきょういく→くだもの→のうてんき）、
❿④①③⑤②⑥（とうだいじ→じだいさくご→ごりむちゅう→うちまた→たすうけつ→つうかてん）、
⓫③⑥①②④⑤（けんかりょうせいばい→いんしょく→くうきあつ→つきみだんご→ごがつびょう→うなばら）、
⓬④⑤②⑥①③（しなうす→すいそうがくぶ→ぶきみ→みっかてんか→かさいほうちき→きゅうしゅう）、
⓭①⑥②④③⑤（とみおかせいしじょう→うでわ→わかやま→まんしんそうい→いち→ちからぶそく）、
⓮①④②③⑤⑥（きしょうだい→いんがおうほう→うたがわひろしげ→げせわ→わせだだいがく→くうろん）、
⓯②⑥①④③⑤（びゃくや→やえざくら→らっかせい→いま→まんじょういっち→ちり）、
⓰④⑥①③⑤②（はんしんはんぎ→ぎんこうこうざ→ざった→たいそう→うてんちゅうし→ししまい）

18日目 四字熟語ブロック

解答欄の四字熟語の順番はバラバラでかまいません。

❶

宿	不	眠	害	利	失
飯	不	休	得	捨	取
一	一	敵	選	択	点
油	断	大	竜	画	睛

一宿一飯
油断大敵
利害得失
画竜点睛
不眠不休
取捨選択

❷

山	千	一	進	一	下
千	暴	退	三	天	日
海	食	中	不	行	言
暴	飲	九	八	十	実

一進一退
十中八九
不言実行
暴飲暴食
三日天下
海千山千

❸

願	成	両	刀	一	断
進	就	疾	雷	無	災
猪	大	迅	音	方	病
突	猛	風	向	痴	息

方向音痴
無病息災
一刀両断
疾風迅雷
大願成就
猪突猛進

❹

両	道	通	小	針	棒
文	信	不	断	柔	大
武	音	衛	結	優	不
防	正	当	起	承	転

文武両道
音信不通
優柔不断
針小棒大
起承転結
正当防衛

その他のドリルの解答は各ページの下欄に記載しています。

30日目 漢字ジグザグクロス

❶

1 陸	上	B 競	2 児	童	3 公	教
4 科	学	技	5 株	式	6 園	7 育
8 滑	9 算	術	平	会	10 遊	児
C 走	11 路	地	均	12 社	13 興	費
14 気	分	裏	食	員	味	関
15 十	爽	快	堂	16 忠	誠	心
中	八	17 九	品	18 仏	教	A 徒

答え A 徒 B 競 C 走

❷

答え A 豊 B 年 C 万 D 作

1 放	送	2 門	外	不	3 公	定	歩	合
4 家	D 作	5 休	日	出	勤	6 化	学	結
庭	教	7 経	B 年	8 条	件	9 反	作	用
10 血	師	11 天	変	地	異	射	12 千	差
13 糖	値	14 自	化	15 怪	気	16 思	慮	C 万
衣	17 遠	然	18 浄	瑠	炎	19 経	20 分	別
錠	洋	21 記	念	璃	A 豊	験	度	22 器
業	漁	23 模	式	典	富	24 骨	密	械
25 世	界	地	図	26 甲	状	軟	操	体

❸

答え A 音 B 楽 C 鑑 D 賞　E 温 F 故 G 知 H 新

1 全	G 知	2 広	葉	樹	林	3 集	大	4 成	功	体	5 地	方	都	6 市	民
7 表	全	8 能	力	開	9 針	小	棒	10 縁	F 故	験	11 老	12 舗	旅	館	会
A 音	文	13 敢	闘	発	14 真	夜	15 中	枢	16 採	血	検	装	工	17 事	後
18 苗	字	帯	D 賞	19 筆	跡	20 守	護	神	21 用	意	査	22 群	集	23 喜	承
24 現	状	刀	25 座	席	C 鑑	26 最	短	経	27 路	周	到	28 手	心	怒	諾
29 繊	維	持	30 親	指	定	31 可	視	光	線	32 案	33 内	料	理	哀	B 楽
34 赤	35 素	粒	子	36 丼	勘	37 基	礎	38 活	火	山	容	39 証	40 明	太	子
道	直	41 下	馬	評	42 半	導	体	43 弁	論	子	44 必	拠	隠	45 滅	菌
46 高	47 雨	天	決	48 行	政	指	E 温	49 展	大	50 壁	要	経	51 甘	味	処
52 島	53 国	根	54 性	善	55 気	球	56 観	覧	会	H 新	57 聞	費	58 不	条	理
田	家	予	算	59 説	明	書	測	60 車	海	老	香	61 道	化	役	者

バックナンバーのご案内

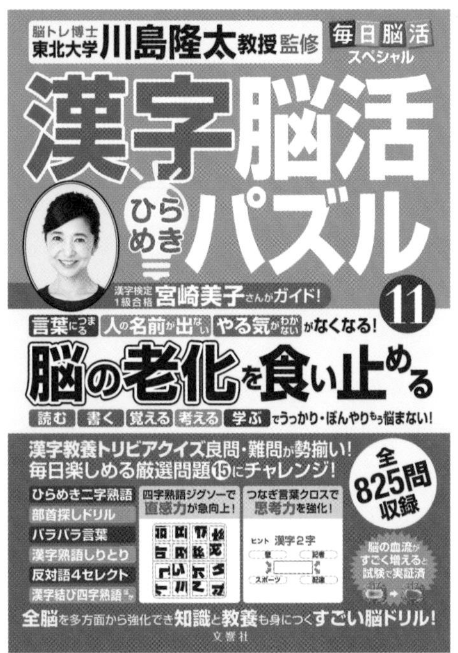

漢字脳活
ひらめきパズル⑪

漢字脳活
ひらめきパズル❶

◆1巻当たり30日分600問以上収録！
◆どの巻から始めても大丈夫な日替わり問題！
◆さらに充実！漢検１級合格·宮崎美子さん出題
「漢字教養トリビアクイズ」
◆好評につき毎月刊行決定！以下続巻！

●ご注文方法　お近くに書店がない方はお電話でご注文ください。

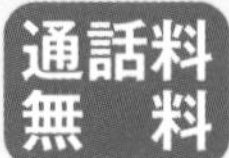

0120-966-081
9：30 ～ 18：00　日·祝·年末年始は除く

漢字脳活ひらめきパズル１～11巻
定価各1,375円（本体1,250円+税10%）

●お支払い方法：**後払い**（コンビニ・郵便局）
●振込用紙を同封しますので、コンビニエンスストア・郵便局でお支払いください。
●送料を別途450円（税込）ご負担いただきます。
（送料は変更になる場合がございます）

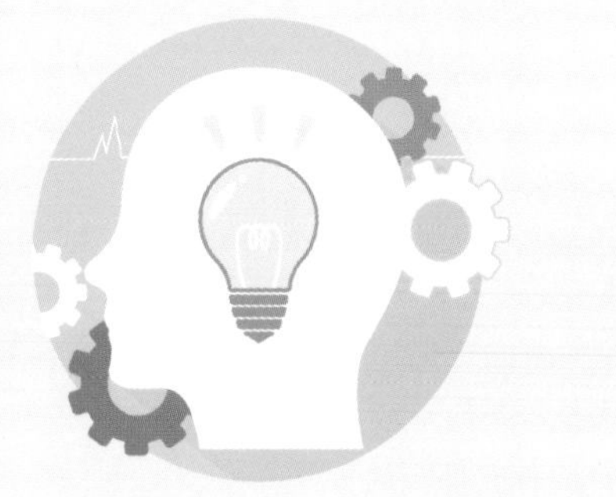

毎日脳活スペシャル
漢字脳活 ひらめきパズル⑫

2023年９月12日　第１刷発行

編集人	小西伸幸
企画統括	石井弘行　飯塚晃敏
編　集	株式会社わかさ出版／谷村明彦
装　丁	カラーズ
本文デザイン	石田昌子
パズル作成	瓜谷眞理
写　真	石原麻里絵（fort）
イラスト	Adobe Stock
発行人	山本周嗣
発行所	株式会社　文響社 〒105-0001 東京都港区虎ノ門２丁目２−５　共同通信会館９階 ホームページ　https://bunkyosha.com お問い合わせ　info@bunkyosha.com
印　刷	株式会社　光邦
製　本	古宮製本株式会社

ISBN 978-4-86651-663-9

本書のドリル問題は、一部を除き『脳活道場』（わかさ出版刊）に掲載されたものを一部改変の上、収録しています。

この本に関するご意見・ご感想をお寄せいただく場合は、
郵送またはメール（info@bunkyosha.com）にてお送りください。